# 薬局管理学

― 薬局運営次世代型マネジメント ―

東邦大学薬学部教授　石　井　敏　浩
東邦大学薬学部准教授　藤　枝　正　輝　著
元東邦大学薬学部准教授　渡　辺　朋　子

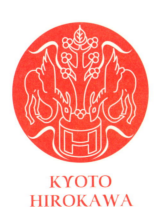

KYOTO
HIROKAWA

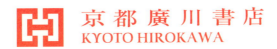

―――――― 執筆協力者 ――――――

河 村 　 匠　　有限会社ブルークロス地域医療推進室　管理薬剤師
橋 崎 友 厚　　有限会社ブルークロス薬剤部

# Foreword - Pharmacy Management

This book is a valuable contribution to the profession of Pharmacy. As pharmacy has expanded its scope, the complexity of pharmacy practice requires a managerial approach. This book will assist pharmacy managers to understand the importance of various factors shaping health care and provide direction for decision making.

Increasingly the health system is facing the need for efficient operations as health expenditures grow. This has led to restrictions on prices and rationing of services. Pharmacists must balance the needs of patients with the resources available. Management of patient care needs to be linked to management of pharmacy services, a difficult task. The key areas of pharmacy practice management are: human resources, financial management, marketing, inventory management and planning. Pharmacists need to know enough about these areas to seek expert assistance in order to have a system that generates the desired results. In effect, there should be a management committee that reviews the operations and results on a regular basis.

While this book will be valuable to students entering the profession, it will also be useful to practicing pharmacists who gradually become more involved in managerial responsibilities. They will be more aware of the guidelines that regulate the environment of pharmacy and be able to steer the operation of the pharmacy towards better patient care and better financial rewards.

The experience of the authors both in Japan and abroad bring a wide range of skills and knowledge to the goal of better pharmacy management.

John Bachynsky
Professor Emeritus
Faculty of Pharmacy and Pharmaceutical Sciences University of Alberta

# ま え が き

　薬局は地域住民の保健・医療・福祉を担う医療提供施設であるが，これらの薬局機能を維持，成長させるには業務・財務・人事等において適切なマネジメントが求められる．特に近年は，社会情勢や医療環境の変化に伴って法人薬局やドラッグストアが急成長しており，様々なマネジメント活動が当然のこととなった．すなわち，薬局などの管理・運営には適切なマネジメントが必要であり，これによって勤務薬剤師は専門職としてその職責を果たすことが出来るのである．将来，薬剤師として地域医療に貢献する場合はもちろんのこと，その他の職に就く場合でも薬局運営の基盤を知ることは重要であり，薬局管理学として体系的に学ぶ必要があることを薬学生諸君に強調しておきたい．

　一方，平成 25 年度に改訂された薬学教育モデル・コアカリキュラムにおいても「地域における薬局の役割」に関して，一般目標が設定されている．ここで学ぶ薬局の役割は薬学生の知識として当然必要であるが，これらと並行して薬局の機能・管理・運営に踏み込んだ学習をすることで実践的な薬剤師養成に繋がることは明白である．

　本書は，勤務薬剤師レベルから，管理薬剤師，薬局長，法人薬局の管理職として，さらには経営者を目指そうとする薬学生の教科書とすべく，企画，作成した．また，新人薬剤師の道標にしたいという執筆者の思いも，随所に凝縮されている．そのため，一部に関連領域との重複があるが，これは関連性を認識するためであり，適宜，内容を取捨選択していただきたい．また，各章で内容の精粗や表現の不統一があれば，ご指摘いただけると幸いである．薬局の機能は日々進化している．本書の改訂版を作成する際の反省としたい．

　最後に，本書の編集にあたり，「薬局管理学」の重要性と教育的意義をご理解いただき，種々のご支援をいただいた京都廣川書店・廣川重男社長ならびに鈴木利江子氏，清野洋司氏，田中英知氏をはじめとする編集部の皆様に深甚なる感謝の意を表します．

2017 年 8 月

著者一同

# 目　次

## 序章　　　　　　　　　　　　　　　　　　　　　　　　　　　　1

**0-1　地域社会と薬局** ……………………………………………… *1*
　0-1-1　管理者としての視点　*2*
　0-1-2　これからの患者ケアの視点　*2*
**0-2　必要とされている薬局とは** ……………………………… *3*


## 第1章　マネジメントの概念　　　　　　　　　　　　　　5

**1-1　なぜマネジメントを学ぶ必要があるのか？** ……………… *5*
**1-2　マネジメントの概念** ……………………………………… *6*
　1-2-1　マネジメントの歴史　*6*
　1-2-2　マネジメントとリーダーシップ　*7*
　1-2-3　マネジメント活動　*8*
　1-2-4　マネジメントの資源　*9*
　1-2-5　マネジメントの頻度とレベル　*9*
　1-2-6　近代のマネジメント　*10*
　1-2-7　薬剤師を取り巻く現状とマネジメントスキル　*10*
　［Column］バーナード（C. I. Barnard）の組織論　*13*


## 第2章　薬局と医療制度　　　　　　　　　　　　　　　15

**2-1　医療制度の概要** …………………………………………… *16*
　2-1-1　医療保険制度　*16*
　2-1-2　医療制度と法律　*18*
　2-1-3　医療保険　*18*
　2-1-4　医療提供体制　*23*
　2-1-5　保険診療及び保険調剤　*24*
　2-1-6　国民医療費　*25*
**2-2　海外の医療制度** …………………………………………… *27*
　2-2-1　諸外国の医療保険制度　*27*
　2-2-2　米国の医療制度　*29*
　2-2-3　米国の公的医療保険　*30*
　2-2-4　米国の民間医療保険　*31*
　2-2-5　無保険者　*33*
　2-2-6　オバマケア　*33*
　［Column］米国の民間医療保険料　*35*
　［Column］シッコ（SiCKO）　*36*

## 第3章　薬局形態 39

### 3-1　薬局の種類 ......................................................................................................... 40
3-1-1　調剤専門薬局　*41*
3-1-2　薬店／ドラッグストア（店舗販売業）　*44*
3-1-3　併設型薬局　*46*
3-1-4　在宅専門薬局　*46*
3-1-5　漢方専門薬局　*47*

### 3-2　薬局の経営形態 ................................................................................................. 48
3-2-1　調剤専門薬局（保険薬局）の経営形態　*48*
3-2-2　店舗販売業（薬店／ドラッグストア）の経営形態　*49*
3-2-3　薬局形態の今後　*50*

### 3-3　海外の薬局 ......................................................................................................... 51
3-3-1　薬局の始まり　*51*
3-3-2　欧州の薬局形態　*51*
3-3-3　北米の薬局形態　*57*

## 第4章　薬局開設 63

### 4-1　マーケティング ................................................................................................. 63
4-1-1　マーケティングの定義　*63*
4-1-2　薬局におけるマーケティング　*64*
［Column］フィリップ・コトラー（Philip Kotler）　*64*

### 4-2　薬局開設資金 ..................................................................................................... 66
4-2-1　薬局の形態で異なる費用　*66*
4-2-2　病院（診療科）の種類で異なる費用　*67*
4-2-3　薬局開設時の費用　*67*

### 4-3　保険薬局として必要な条件や設備 ................................................................. 68
4-3-1　薬局開設許可及び保険医療機関（薬局）指定の手続き　*68*
4-3-2　保険薬剤師の登録　*70*

## 第5章　保険薬局業務管理 71

### 5-1　薬局における薬剤師業務全体の流れ ............................................................. 71
5-1-1　調剤業務　*72*
5-1-2　会計業務　*80*
5-1-3　薬歴簿・調剤録作成業務　*81*

### 5-2　保険調剤業務 ..................................................................................................... 82
5-2-1　診療（調剤）報酬とは　*82*
5-2-2　保険診療の概念　*83*
5-2-3　調剤報酬の仕組み　*84*

目次　vii

5-3　診療報酬・調剤報酬業務（レセプト業務）・・・・・・・・・・・・・・・・・・・・・・・・・・・・・・・・ 91
　　　5-3-1　レセプト　91
　　　5-3-2　公費負担医療制度　96
　　　5-3-3　公費以外の医療費助成制度　96
　　　5-3-4　調剤医療費の動向　97
　　　5-3-5　後発医薬品とその役割　98
5-4　文書管理業務・・・・・・・・・・・・・・・・・・・・・・・・・・・・・・・・・・・・・・・・・・・・・・・・・・・・・・・・・・・・・・・・・ 99
　　　5-4-1　処方せん・調剤録・薬歴の保存・管理　99
　　　5-4-2　譲渡証，譲受証，許可書，伝票類等の保存・管理　99
　　　5-4-3　帳簿類・手順書等の保存・管理　100
　　　5-4-4　掲示物　100

# 第6章　財務管理　　105

6-1　財務管理・・・・・・・・・・・・・・・・・・・・・・・・・・・・・・・・・・・・・・・・・・・・・・・・・・・・・・・・・・・・・・・・・・・・ 105
　　　6-1-1　保険（調剤）薬局の収入　105
　　　6-1-2　運転資金　107
　　　6-1-3　保険（調剤）薬局の支出　108
6-2　損益分岐点・・・・・・・・・・・・・・・・・・・・・・・・・・・・・・・・・・・・・・・・・・・・・・・・・・・・・・・・・・・・・・・・・・・ 109
　　　6-2-1　損益分岐点とは　109
　　　6-2-2　保険（調剤）薬局の損益分岐点　110
6-3　増収・経費削減・・・・・・・・・・・・・・・・・・・・・・・・・・・・・・・・・・・・・・・・・・・・・・・・・・・・・・・・・・・・・ 111
　　　6-3-1　保険（調剤）薬局における増収・経費削減対策　111
　　　6-3-2　保険（調剤）薬局における医薬品の適正在庫　112
　　　6-3-3　収益変化のシミュレーション　113

# 第7章　人事管理　　115

7-1　組織と人事管理・・・・・・・・・・・・・・・・・・・・・・・・・・・・・・・・・・・・・・・・・・・・・・・・・・・・・・・・・・・・・ 115
　　　7-1-1　組織の指揮・命令系統　116
　　　7-1-2　形式的な組織の指揮・命令系統　116
　　　7-1-3　組織の中での関係　117
7-2　人事管理（人的資源管理）の実際・・・・・・・・・・・・・・・・・・・・・・・・・・・・・・・・・・・・・・・・・ 118
　　　7-2-1　人事管理の構成　118
　　　7-2-2　労働関係の法制度　127
　　　7-2-3　人的資源の最適な利用　128
　　　［Column］job description（職務明細書）　129
　　　［Column］ウエイの浸透　130

viii

## 第8章　医薬品管理　　131

**8-1　医薬品管理の意義と必要性** ……………………………………………… 131
　8-1-1　医薬品管理の流れ　*132*
　［Column］そのクスリ，ニセモノ？！ホンモノ？！　*133*

**8-2　医薬品の適正な在庫管理** ………………………………………………… 133
　8-2-1　医薬品の適正な在庫管理　*133*
　8-2-2　在庫不足時の対応　*135*
　［Column］注意！郵送してはいけない薬とは？　*138*
　8-2-3　在庫管理の実際　*138*
　8-2-4　過剰在庫時の対応　*141*
　［Column］過剰在庫と在庫不足のどちらがよい？　*142*

**8-3　医薬品管理に関するガイドライン・法的規制** …………………… 142
　8-3-1　安定性試験　*142*
　8-3-2　医薬品の有効期限と使用期限　*144*
　8-3-3　医薬品の品質に影響を与える因子　*145*
　8-3-4　麻薬，向精神薬，覚せい剤原料の取扱いに関わる規定　*146*
　8-3-5　劇薬・毒薬・麻薬・向精神薬及び覚せい剤原料の適切な管理と取扱い　*146*
　8-3-6　生物由来製品・特定生物由来製品に係わる規制　*153*
　8-3-7　薬局製造販売医薬品（薬局製剤）　*155*
　8-3-8　要指導医薬品・一般用医薬品（OTC）　*159*


## 第9章　情報管理　　165

**9-1　個人情報（患者情報）** …………………………………………………… 165
　9-1-1　個人情報の定義　*165*
　9-1-2　個人情報に該当する事例，該当しない事例　*166*
　9-1-3　薬局における個人情報の利用　*166*
　9-1-4　個人情報等における安全管理措置　*167*
　［Column］持ち出された USB メモリのリスク？！　*169*

**9-2　電子情報等の管理** ………………………………………………………… 170
　9-2-1　電子保存の要求事項　*170*
　9-2-2　電子処方せん　*171*

## 第10章　安全管理　　175

### 10-1　医療事故とは ……………………………………………………………………… 175
10-1-1　医療過誤　*175*
10-1-2　医療過誤発生の要因　*176*
10-1-3　医薬品のリスク管理　*177*

### 10-2　医療現場での調剤過誤防止対策 ……………………………………………… 179
10-2-1　代表的なインシデント（ヒヤリ・ハット）事例　*179*
10-2-2　薬局での調剤過誤防止対策　*181*
10-2-3　医療現場での調剤過誤発生時の対応　*185*
［Column］自動分包機による実際の過誤例　*187*


索引 …………………………………………………………………………………………… *189*

# 序章

あなたが管理薬剤師やエリアマネジャーになったら，どのような薬局像を描き，どのような点に注意すべきであろうか．超高齢化社会を代表とする社会構造の変化は当然ながら，医療行政にも反映され，「病院完結型医療」から「地域完結型医療」に大きく転換されようとしている．そのような中，処方せん応需主体の業務展開だけで，引き続き地域医療で必要とされ，また安定的な業務ならびに経営基盤を維持することが可能であろうか．実際，薬局を開設，運営しようとする場合には経営面を含む様々な視点や準備などが必要となることはいうまでもなく，地域社会や地域医療と連動した業務管理，さらにはこれを支える財務管理，人事管理の基盤が欠かせない．具体的には，処方せんの動向やマーケティング調査，開設・運転資金の確保，それらを考慮した薬局形態の検討が必要であるとともに，関係医療機関や地域との係わりも忘れてはならない．また，施設・設備・備品・スタッフ等の確保の他，行政への届出をしなくてはならない．開局後は保険調剤を中心とする業務管理や一般用医薬品などの販売管理，それに付随する医薬品管理や情報管理，安全管理，調剤報酬業務への取組みは当然のこととして，薬局経営の根幹でもある財務，人事・労務の管理にも注力する必要がある．このように薬局の運営には様々な管理や視点が必要であり，これらの基盤ができてこそ，地域社会と連携し，地域住民・地域の医療スタッフから信頼される薬局に成長させることができるのである．序章では地域社会で求められている薬局像とその機能について紹介し，第1章から保険調剤薬局のマネジメントについて概説する．

## 0-1 地域社会と薬局

地域社会で求められている薬局の機能を考える場合，平成26年1月に厚生労働省が公表した「薬局の求められる機能とあるべき姿」が1つの指標となる．下記がその基本的考え方である．
・最適な薬物療法を提供する医療の担い手としての役割が期待されている．
・医療の質の確保・向上や医療安全の確保の観点から，医療機関等と連携してチーム医療を積極的に取り組むことが求められる．
・在宅医療において，地域における医薬品等の供給体制や適切な服薬支援を行う体制の確保・充実に取り組むべきである．
・医薬品や医療・衛生材料等の提供拠点としての役割に留まらず，後発医薬品の使用促進や残薬

解消といった医療の効率化について，より積極的な関与も求められる．
・セルフメディケーションの推進のために，地域に密着した健康情報の拠点として積極的な役割を発揮すべきである．
・患者の治療歴のみならず，生活習慣も踏まえた全般的な薬学的管理に責任を持つべきである．

　このように薬局の社会的役割は医療用医薬品の保険調剤や一般用医薬品の販売だけでなく，多岐にわたっている．

## 0-1-1 管理者としての視点

　もはや薬局は地域の医療資源であり，その管理者は薬局を取り巻く地域の状況や行政の方針にも関心を持っていなくてはならない．では，幅広い役割が期待されている状況にあって，永続的に薬局を運営し，さらには地域住民や医療スタッフからの信頼を得るためにはどのような視点が必要であろうか．医薬品が使用される各段階において，責任を有しているのが薬剤師である．医療用医薬品の調剤時や一般用医薬品販売時の情報提供などが代表的な役割であるが，それだけではない．これには「地域住民の健康づくりへの寄与」があげられ，薬剤師法第1条［薬剤師は，調剤，医薬品の供給その他薬事衛生をつかさどることによって，公衆衛生の向上及び増進に寄与し，もつて国民の健康な生活を確保するものとする］で薬剤師に負託された重要な役割である．住民への医薬品の供給・情報提供だけでなく，健康や病気，介護など多種多様な悩みを気軽に相談できる薬局機能や雰囲気づくり，これらを支える職能研修が大切である．また，患者の立場から考える接遇やホスピタリティマインド，そして，これらを育むマネジメントや人材養成研修によって，地域から愛される薬局に成長させることができる．

## 0-1-2 これからの患者ケアの視点

　患者を医療の中心に据えるチーム医療の展開において，コンプライアンス（compliance）という言葉はアドヒアランス（adherence）という言葉と考え方に変わった．近年，地域医療の場においても医療専門職と患者がパートナーシップの基盤に立ち，薬物治療の意思決定を一緒に行い，最終的には患者の決定を第一に尊重するコンコーダンス（concordance）という考え方が注目されている．特に地域包括ケアシステムで大切な患者・医療者間関係の考え方であり，患者と医療従事者がパートナーシップに基づき両者間で情報を共有し，対等の立場で協議し治療を決定していく姿勢が大切とされている．この場合，「医療専門職と患者間でうまい落としどころを見つける医療」と捉えるとわかりやすい．

　2035年を見据えた「保健医療2035提言書」では，「キュア（cure）中心からケア（care）中心へ」とする医療の方向性が提示されている．すなわち，疾病の治癒と生命維持を主目的とする「キュア中心」の時代から，慢性疾患や一定の支障を抱えても生活の質を維持・向上させ，身体的のみならず精神的・社会的な意味も含めた健康を目指す「ケア中心」の医療への転換である．

まさに時代は，この転換期に入っている．このような状況から，今後の薬局薬剤師の仕事は長期的に患者の人生に寄り添うケアが主体となり，その結果として薬剤師自身の人間性が成長するものと期待される．すなわち，調剤や医薬品投与という"モノ"が中心であった時代から，患者ケアという"ヒト"が中心の時代になりつつあるのである．ロボットや人工知能が進化するにつれて，この流れはよりいっそう顕著に進むだろう．

## 0-2 必要とされている薬局とは

人口動態の変化と国民医療費の増大は，地域完結型医療への転換を加速させている．これからの薬局は地域に根ざした「かかりつけ薬局」として地域包括ケアシステムで機能するとともに，地域住民による主体的な健康の維持・増進を積極的に支援する「健康サポート薬局」としての機能が求められている（図 0.1）．

図 0.1　健康サポート薬局の機能
（日本薬剤師会「健康サポート薬局研修について」（2016 年 7 月 7 日記者会見資料）
「患者のための薬局ビジョン（平成27年10月23日　厚生労働省）」を元に日本薬剤師会作図より一部抜粋）

健康サポート機能では現行の薬局機能に加え，地域住民の疾患予防や介護に至る幅広い対応力を備えていることが必要である（表 0.1）．具体的な要件として，一般用医薬品や健康食品等の適切な使用に関する助言や健康の維持・増進に関する相談応需，適切な専門職種や関係機関への紹介等を実施できることが薬剤師に求められている．この健康サポート機能を備えることで，患者や地域住民から今まで以上に信頼される薬局に成長させることができるだろう．薬局の管理者

表 0.1 かかりつけ薬局と健康サポート薬局の考え方

| かかりつけ薬局 | 健康サポート薬局 |
|---|---|
| ・患者を中心とした考え方（患者が選ぶもの）<br>・患者とのパーソナルな関係性 | ・社会リソース<br>・薬局機能，薬剤師職能を地域で活用する仕組み |
| ・医薬品の一元的・継続的管理（外来から在宅まで）<br>・地域に必要な医薬品の過不足ない供給<br>・医薬品等に関する相談や健康相談への対応 | ・かかりつけ薬局としての機能は当然有する<br>・地域の保健・医療・介護等と連携した，より積極的な健康情報等の発信や健康相談窓口・相談対応機能<br>・地域住民のニーズに応える医薬品・衛生用品等の供給 |
| ・薬局としての基本的役割 | ・これからの社会により求められる役割 |

（日本薬剤師会「健康サポート薬局研修について」（2016 年 7 月 7 日記者会見資料）より一部抜粋）

は，現行の業務・経営基盤を維持するとともに，健康サポート機能を充実させ，地域に定着する取組みを積極的に図る必要がある．

　管理薬剤師やエリアマネジャーといった薬局の管理者は人，もの，お金，時間，情報のマネジメントが主要な役割であり，そのためには多岐にわたるスキルや経験値，そして地域社会と歩む姿勢が必要である．薬学生の諸君にあっては，管理者に求められている能力を本書での学びを通して考察していただきたい．

# 第1章
# マネジメントの概念

　マネジメントというと，「上司あるいはボス」といった人がイメージされる．上司やボスから管理された経験のある者は総じて，マネジメントに対してネガティブなイメージを持っているが，キャリアを積んでいくと自身がマネジメントを行う立場になる．では，マネジメントとは何か．広辞苑では，マネジメント（マネージメント）を「管轄し処理すること．良い状態を保つように処置すること．取り仕切ること」としており，ウェブスター辞典では，「人などの行動や態度をコントロールすること，指導または指示すること，目的の達成を成功させること」としている．この定義をビジネス上にあてはめると「マネジメントとは，事業の経営または運営における様々な資源や資産あるいはリスクを管理して経営上の効果を最適化しようとする行為のことである」といえる．さらに，このマネジメントを薬局管理の視点でみた場合，「経営上の効果を最適化しようとする行為」として「資源を用いて業務を管理する」業務運営マネジメントと「リスクの質を管理する」リスクマネジメントに大別される．この章では，主に業務運営マネジメントについて述べる．

## 1-1　なぜマネジメントを学ぶ必要があるのか？

　2013年度の薬局経営形態に関する日本薬剤師会の調査において，法人薬局数社で薬局全体の6％を占めている実態が報告された．すなわち，多くの薬局が法人薬局配下のグループ薬局であり，パパママ薬局といわれる家族経営の個人薬局が減少しつつあることが判明した．この法人薬局では組織的に多店舗経営を展開していることから，薬局薬剤師や管理薬剤師，さらに薬局長といえども法人組織の一員である．一般的に組織には経営や運営理念を維持・発展させるための目標（組織目標）があり，これに対しては個々の勤務薬剤師が店舗内外のスタッフと協働で取り組める基盤がないと達成できない．また，目標達成には様々な資源を有効活用しなくてはならないが，そのためには組織横断的に資源やその情報を共有できる仕組みが必要である．このような組織基盤をつくり発展させるには，組織の中心にマネジメントを行う部門や人材が必要である．特に法人組織の経営規模が大きくなるほど様々なマネジメントが発生し，マネジャー（管理者）には多様なマネジメントスキルが要求される．一方，マネジメントは組織の管理者だけに求められるものではなく，個人経営の薬局にはその運営を維持するための，そして新人薬剤師には仕事を

円滑にするための目標があり，それぞれの達成に向け，無意識にマネジメントを行っている．すなわち，会社組織や個人でも目標を円滑かつ合理的に達成するために，マネジメントスキルを活用しているのである．特に現在の組織社会では様々なマネジメントスキルが必要となることから，薬学生においてもその知識の習得は大変有益である．

## 1-2 マネジメントの概念

トーテリアン（D. H. Tootelian）とガエデク（R. M. Gaedeke）は，マネジメントを「資源を活用して可能な限り最も効果的な方法で目標や目的を達成する過程（プロセス）である」と定義している．すなわち，マネジメントとは業務を円滑に運営するうえで必要とされるプロセスであるといえる．一方，毎日遅刻せずに出勤すること，または少しレベルを上げて，ハイレベルの患者ケアを行う行為など地位や肩書に関係なく自分自身をコントロールして目的を達成するプロセスもマネジメントであり，到達目標は個々人により異なっている．

マネジメントは，「資源を活用して……」と定義されているように，プロセスの中で資源が必要となる．資源とは，人であり，ものであり，お金であり，時間であり，情報である．それらの資源を効果的に活用し，マネジメントすることにより，目標・目的を達成することができる．

### 1-2-1 マネジメントの歴史

マネジメントは，人が群れをなして生活を営むようになった時から行われている．しかし，学問としては新しく，高等教育，特に薬系大学のカリキュラムに組み込まれていることはまれである．

産業革命以前，人々は家族や少数の仲間と集落の中で仕事をしていた．この時代にも仕事の成果に対する目標・目的はあり，マネジメントが行われていた．しかし，少数グループの中では，ボスが1人いて全体を統括するというシンプルな体制ができあがっており，システマティックなルールは必要とされなかった．18世紀後半にイギリスで産業革命が起こると，農業社会から工業社会へと社会構造が転換し，資本主義が成立した．資本主義社会が進展するにつれて，目標・目的を共有して働く多数の労働者集団ができるとともに，企業は目標・目的を達成するため大組織に成長し，支配者階級（管理者）と制度が設立された．その後，20世紀になると米国の実業家とフランスの技術者が古典的なマネジメント（管理）学の書物を出版し，その中で彼らは，目標・目的の大きさにかかわらず，すべての組織は効率的な運営を行うための基本的なマネジメントが必要であると唱えた．企業の幹部であったテイラー（F.W.Taylor）は，職場のマネジメントに科学的原則を適用し，1911年に「The Principles of Scientific Management（科学的なマネジメントの原則）」を発表した．フランスの技師であり企業の幹部であったファヨール（J. H. Fayol）は「Administration Industrielle et Generale（企業の一般的な管理）」を1916年に刊行し，組織設計に必要な5つのマネジメント機能と14の原則を発表した．このファヨールの5つの機能と14の原則は今日でもマネジメントの指針となっている（表1.1，表1.2）．

第1章 マネジメントの概念　**7**

表1.1　ファヨールの5つのマネジメント機能

| 1 | 予測をして計画を立てる |
|---|---|
| 2 | 体系化する |
| 3 | 指揮する |
| 4 | （多くの人が関与するものを）まとめる |
| 5 | コントロール（管理）する |

表1.2　ファヨールの14の原則

| 1 | 仕事の専門化と分担 | 1人の力で組織を動かすことはできない．個々が持つ専門的な技術を活かして仕事をすべきである． |
|---|---|---|
| 2 | 職責に応じた権限 | 職務を遂行するためには，職責にたる職権を持たなければならない． |
| 3 | 規律 | 職員は規則に従わなければならない（規則に従わない場合の罰則）． |
| 4 | 命令の統一 | 組織には，CEOや社長のような最高責任者として認められた管理者がいなければならない． |
| 5 | 目的意識の統一 | 組織は，職員全員が認めた目標や展望を持たなければならない（会社理念）． |
| 6 | 組織の利益への服従 | 組織の中では，組織の目標は個人のあらゆる目標よりも優先される． |
| 7 | 職員の報酬 | 職員は，技術または階級に見合った報酬を受け取るべきである． |
| 8 | 中央集権 | 同じような仕事を行う場合には，1か所で行う方が効率がよい． |
| 9 | 管理者の命令系統 | 職員は直属の上司を持つ． |
| 10 | 順序 | 仕事は体系的な方法で行われなければならない． |
| 11 | 公平性 | 管理者は職員を公平に扱わなければならない． |
| 12 | 職の保障 | 職員がより長く会社にとどまれる恩恵がなければならない． |
| 13 | 自発性 | 積極的な行動は会社にも個人にも効果的である． |
| 14 | 団結心 | 士気を高めて，仲間と機能的に調和する． |

### 1-2-2 マネジメントとリーダーシップ

　マネジメントと引き合いに出される用語として「リーダーシップ」がある．リーダーシップは，マネジャーに必要な資質としてマネジメントと同じ意味で用いられることがあるが，マネジメントとは明らかに異なる技能である．リーダーシップは特定のビジョンや理想に向けて人々を動かしていく技能であり，他者を引っ張っていったり，やる気を起こさせたりする指揮能力が含まれる．マネジメントは，複雑な問題を対処する技能であり，組織運営で求められる．そのため，マネジャーや統括者（CEO, administrator）は必ずしもリーダーである必要はない．確かに，マネジャーの目標・目的が日々の業務をこなしていくことにあるのであれば，リーダーシップ技能を持つ必要はない．しかし，将来を見据え職員と目標・目的を共有し，職員のモチベー

ションを上げて組織を向上させるためにはリーダーシップ技能は必要不可欠である．

### 1-2-3 マネジメント活動

マネジメントのプロセスには以下の3つの側面がある．

1. マネジャーが行う活動
2. マネジャーが必要とする資源
3. マネジャーの決定権のレベル

マネジャーが行う活動には，計画（plan），準備（organization），指揮（lead），コントロール（control）があり，マネジャーが必要とする資源には，人，もの，お金，時間，情報がある．また，マネジャーの決定権のレベルには，個人的なもの，対人的なもの，組織的なものでの決定がある（図1.1）．

ファヨールの5つのマネジメント機能は，マネジャーが行う4つの活動に対応している．4つの活動とは，3つの側面のうち，マネジャーが行う活動の計画，準備，指揮，コントロールのことであり，マネジャーは日々無意識にこれら4つの活動を行っている．計画とは，目標・目的を達成するためにとる行動方針である．計画を立てる時には，内部及び外部環境を含めた様々な要素を考慮しなければならない．計画の次は準備である．準備は，目標・目的を効率よく達成させるために必要な資源を行動に併せて用意することである．次のステップは，指揮である．指揮には，望ましい結果をもたらすために断固とした態度で臨まなければならない．4つ目のステップはコントロールである．コントロールには，計画が予定通りに行われているかの進捗状況の評価が含まれ，何が起こったかだけでなく，なぜ起こったかの判定が必要である．

これらマネジメントの4つの活動は計画から始まり，準備，指揮，コントロールの順番に，周

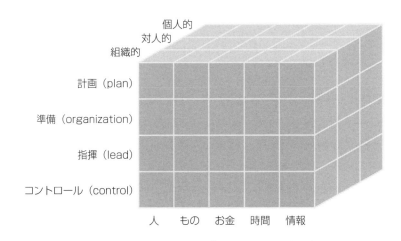

図1.1 マネジメントのプロセス（3つの側面）

期的に行う（図1.2）．4つ目のステップの活動の評価は，次の段階の計画に移行するために必要である．

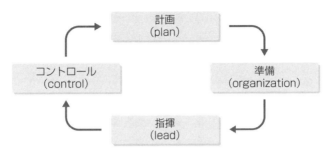

図 1.2　マネジメント行動サイクル

### 1-2-4　マネジメントの資源

マネジャーは，職位を問わず目標・目的を達成するために資源を必要とする．しかし，資源は無尽蔵に利用できるわけではない．組織ではもちろん個人的にも目標・目的を達成するためには資源を有効に使っていかなければならない．資源には，人，もの，お金，時間，情報がある．

1. 人　：人は非常に重要な資源である．どんな人間でも1人で組織の目標・目的を達成することはできない．一緒に働く従業員が必要である．
2. もの：ものは組織活動を行い運営していくために必要不可欠な資源であり，製品（薬局の場合では医薬品など）やサービス，またそれらを生み出す設備，機械などを意味する．組織を運営していくためには，人が扱うことができる様々なものが必要となる．
3. お金：お金は組織でも個人でも成果を測定する尺度として非常に重要である．しかし，ほとんどのマネジャーは，次の目標・目的を達成するための資金として査定している．
4. 時間：時間は1日24時間と限りがある．時間内に業務を効率よく遂行するようにマネジメントをする必要がある．業務上で時間のマネジメントは不可欠である．
5. 情報：21世紀は「情報の時代」として知られている．20世紀後半からのインターネットの普及やコンピュータ技術の発展により指1本で容易に情報が入手できるようになった．しかしながら，情報漏洩問題が浮上してきており，業務における情報管理は今後ますます重要となってくる．

資源についての詳細は，各章で詳しく述べる．

### 1-2-5　マネジメントの頻度とレベル

マネジャーは異なった様々な目標・目的を念頭に置いてマネジメントすることになる．日々の

仕事を効率的に間違いなく行うことを目標・目的としたマネジメントは，重要であり頻繁に行われるが，マネジメントのレベルは低い．大企業の統括者（CEO, administrator）は，職場の方針（政策）など組織の多くの人間に影響を及ぼす決定をする．このようなマネジメントは，頻度は少ないが，レベルは高い．

レベルを問わず，もっとも頻繁に行われる行為はセルフマネジメント（self-management）である．セルフマネジメントは，組織あるいは自己のマネジメント行為を実施するうえで必要とされる．

人間関係のマネジメントは，マネジャーと他者の間で起こる．薬局の管理者の場合，薬剤師，登録販売者，事務員などの職員の他，患者，顧客，製薬会社のMR，卸業者など様々なレベルの人間関係のマネジメントが求められる．その他，仕事上だけでなく私生活においても，両親，兄弟姉妹，配偶者，子供，友人など，人間関係のマネジメントは多くの場面で頻繁に発生する．

### 1-2-6 近代のマネジメント

テイラーとファヨールが提唱したマネジメントの概念は，企業の種類やマネジメントのレベルを問わず長期にわたり適用されてきた．しかし，近年は職場環境が大きく変化し，マネジメントの方法も環境の変化に応じて変革せざるを得ない状況となってきた．100年ほど前は統括者と労働者間に階級制度が確立しており，上下関係は明確であった．統括者には支配権があり，統括者は労働者に命令し，労働者は命令に従順に従い，仕事を行うという奴隷制度に類似したシステムであった．しかし，今日ではマネジャー（統括者）と従業員（労働者）の間に階級制度はなく教育レベルの差もないため，マネジャー（統括者）に支配権はない．むしろ，マネジャーと従業員の間にはパートナーシップが存在する．もちろん，今日でもマネジャーは組織の目標・目的を達成するために指揮や監督などのマネジメント行為を行う責任がある．しかし，従業員（労働者）は統括者やマネジャーと目標・目的の到達方法を共有でき，目標・目的を達成した時には利益を分かち合うことが期待できる．特に医療現場では，ハイレベルな知識と専門性が要求されるため，職員は高等教育を受け，専門技術を身に付けており，専門領域によってはマネジャーよりも従業員の方が高い知識を有している場合がある．そのため，医療従事者のマネジャーは支配権を行使して従業員をマネジメントすることは難しく，従業員レベルに適応したマネジメントを行う必要性が生じている．ネルソン（B. Nelson）とエコノミー（P. Economy）は，2003年に，古典的なマネジメント概念に今日のマネジメント機能を追加したものを提案した（表1.3）．

### 1-2-7 薬剤師を取り巻く現状とマネジメントスキル

医薬分業が進展した現在では，多くの薬局が処方せんに基づいて調剤を行う調剤専門薬局の形態をとっている．このような状況にあって，2015年に医薬分業率がほぼ上限とされている70%に到達したことから，これまでのように積極的な店舗数拡大ができない状況になった．そのため，法人薬局は，今後の生き残りとしてM&Aを繰り返していくか，地域の「かかりつけ薬

表1.3 ネルソンとエコノミーが提案したマネジメントの機能

| 活力 | 今日の従業員は，昔の労働者のように命令された仕事をただ行うだけの人間ではない．職員がやる気を出し，やりたいことを引き出させるビジョンを持つことが必要である．例えば，新しい専門技術を展開させて薬学管理を提供する機会を与えるなど，モチベーションを高めて活力をあげる． |
|---|---|
| 権限 | マネジャーは，必要なことを行わせる権限を持たなくてはならない．しかし，従わせるだけでなく，その後のケアが大切である．今日のマネジャーは，いろいろな意味で，スポーツチームのコーチのようでなければならない．コーチとは，ゲームを展開させ，選手を選び，選手にトレーニングをさせ，資源と助言を与え，距離をおいて選手に試合を遂行させる．組織では，会社の目標・目的を達成させる責任があることから，コーチのように職員に干渉することはあるが，監督をする必要はない． |
| 支援 | マネジャーが権限を施行して従業員に仕事をさせた時は，その後のケアをしなければならない．従わせて，物事を行わせたままでは，関係が悪くなる原因となる．今日のマネジャーは，職員にとってコーチであり，協力者であり，時には支援者でなければならない．職員が仕事をするのに必要なトレーニングと資源と権限を与え，昇給や昇格についても考慮する必要がある． |
| コミュニケーション | 情報が溢れている環境の中で，マネジャーと従業員のコミュニケーションは以前にまして重要となっている．今日では，携帯電話，e-mailやSNS，ボイスメールなどコミュニケーション手段の選択肢が増えているが，それらでは十分にコミュニケーションが取れるとは考えられない．特に，罰則や解雇などの通達事項は，対面での話し合いが不可欠である． |

## 医薬分業に対する厚生労働省の基本的な考え方

○薬局の薬剤師が専門性を発揮して、ICTも活用し、患者の服薬情報の一元的・継続的な把握と薬学的管理・指導を実施。
○これにより、多剤・重複投薬の防止や残薬解消なども可能となり、患者の薬物療法の安全性・有効性が向上するほか、医療費の適正化にもつながる。

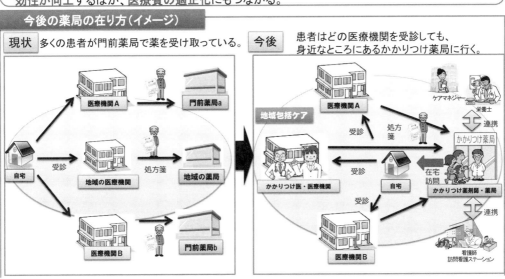

図1.3 門前から地域へと薬局形態変更の推奨
(厚生労働省，患者のための薬局ビジョン)

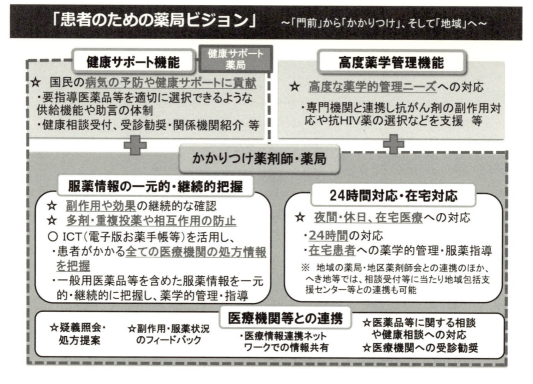

図 1.4 薬剤師に期待される機能と業務
(厚生労働省,患者のための薬局ビジョン)

局」へと薬局形態を変更していくことが予測される(図1.3,図1.4).地域の「かかりつけ薬局」では,処方せんによる調剤の他にも一般用医薬品の販売や在宅医療などの業務を行うことになり,従業員である薬剤師は業務の幅が拡大していくことになる.それに伴い,薬剤師には一般用医薬品販売に対するマネジメントや在宅医療業務における多職種との調整など様々な資源のマネジメントスキルが必要となる.

近年,日本では大学病院などの薬剤部長に博士号(Ph.D:Doctor of Philosophy)を取得している人が増えてきたが,米国では病院の薬局責任者は経営学修士(MBA:Master of Business Administration)を取得することが必要とされるとの報告がある.それほど,医療にはマネジメントスキルが必要とされるのである.薬学生も将来の就職先を問わずマネジメントスキルを学ぶことが必要である.マネジメントスキルは様々な就業先で応用できるものである.

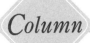

## バーナード (C. I. Barnard) の組織論

組織とは……
「意識的に調整された2人またはそれ以上の人々の活動や諸力(しょりょく)(共通な認識状態)のシステム」である．

組織の3要素とは……

1. 共通目的(組織目的)
2. 共同意志(貢献意欲)
3. コミュニケーション

である．バーナードは「組織に共通の目的があっても，それを構成員に伝達しなければ協働意欲を確保できない．そして組織の構成員に意思及び情報を伝達するのがコミュニケーションである」と，組織の3要素を唱えている．

問：集団とは何か？？集団と組織の違いは？？
解答：集団とは，人の集まりにすぎない．
　　　組織とは，意識的に調整された2人またはそれ以上の人々の活動や諸力のシステムとして，上記の3要素を満たす人の集まりである．

# 第2章 薬局と医療制度

　日本人の平均寿命は2015年には，男性が80.79歳，女性が87.05歳となり，過去最高を更新した．世界保健機関（WHO：World Health Organization）が発表した世界保健統計2016によると日本は世界一の長寿国であり，連続で20年以上首位を維持している（図2.1）．この背景には，数々の要因が考えられるが，医療制度の整備や国民皆保険制度の存在が大きく影響していることは明らかである．医療制度とは，医療を行うための諸制度であり，1874年に明治政府により公布された「医制」により始まった．医療制度には，医療行政組織，医療保険，医療機関，医療従事者，医学教育が含まれる．

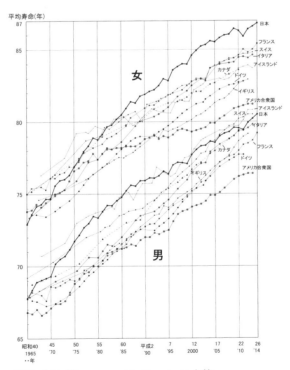

資料：UN「Demographic Yearbook」等
注：1990年以前のドイツは，旧西ドイツの数値である．

図2.1　日本及び主な諸外国の平均寿命の年次推移
（厚生労働省，平均寿命の国際比較）

## 2-1 医療制度の概要

図2.2は厚生労働省が示している医療制度の概要である．日本の医療制度は，すべての国民が何らかの医療保険に加入することが義務づけられている国民皆保険制度である．医療行為のほとんどが，公的医療保険で賄われる．公的医療保険には，国民健康保険，全国健康保険協会（協会けんぽ），組合管掌健康保険，共済組合があり，すべての国民がこれらの保険のいずれかに加入している．

医療制度の中で，医療を提供する施設には，病院，診療所，医師の処方せんにより調剤を行う薬局があり，医療に従事する職種は，医師，歯科医師，薬剤師，保健師，助産師，看護師などがある．

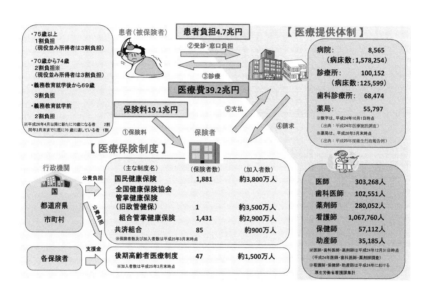

図2.2 医療制度の概要
（厚生労働省，我が国の医療保険について）

### 2-1-1 医療保険制度

日本の医療保険制度は，1961年（昭和36年）に実現した「すべての国民が何らかの医療保険に加入する」とした国民皆保険制度であり，社会保障制度の中核をなしている．社会保障制度は，「すべての国民は，健康で文化的な最低限度の生活を営む権利を有する」とした日本国憲法第25条のもとに築かれた（表2.1）．社会保障制度は，4つの部門に分かれており，その1つに社会保険制度がある（図2.3）．社会保険制度には，健康保険，年金保険，介護保険，雇用保険，労災保険の5つの部門があり，健康保険はその一環である（図2.4）．健康保険の特徴は，国民全員を公的医療保険で保障する「国民皆保険制度」，医療機関を自由に選べる「フリーアクセス」，高度な医療を保険でカバーする「現物支給」であり，世界最高レベルの平均寿命と医療保険水準を実現している（図2.5）．

表 2.1 日本国憲法第 25 条

1. すべての国民は，健康で文化的な最低限度の生活を営む権利を有する．
2. 国は，すべての生活部面について，社会福祉，社会保障及び公衆衛生の向上及び増進に努めなければならない．

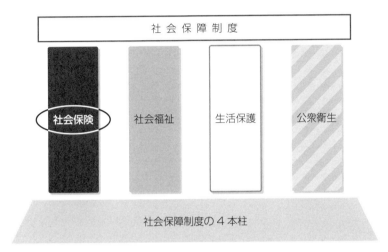

図 2.3 社会保障制度の 4 部門

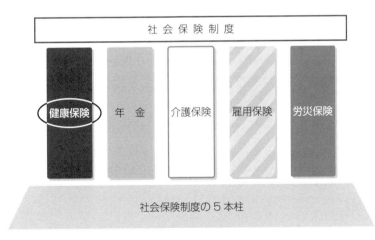

図 2.4 社会保険制度の 5 部門

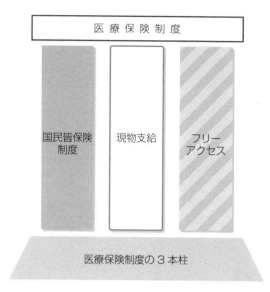

図 2.5　医療保険制度の 3 本柱

### 2-1-2 医療制度と法律

　日本の医療保険制度は，1922 年（大正 11 年）に制定された健康保険法により始まった．対象は，工場法と鉱業法の適用を受けている常用労働者であった．事務職員を対象とした職域保険は 1939 年の職域健康保険法施行により開始された．その後，健康保険法と職域健康保険法が統合され，現在の健康保険法に一本化された．農村や漁村の住民を対象とした医療保険は，1938 年の国民健康保険法施行により開始され，これらの法律を足掛かりに 1961 年の国民健康保険法改正につながり，今日の「国民皆保険制度」が確立された．国民皆保険制度は，国民健康保険法及び健康保険法に基づいた強制加入の公的医療保険であり，国民健康保険法，健康保険法の他，医療法，医薬品医療機器等法，医師法，薬剤師法など多くの法律に基づいて運用されている．表 2.2 に医療保険制度に関わる主な法律を示した．

### 2-1-3 医療保険

　日本では，国民皆保険制度のもと，すべての国民が公的医療保険に加入している．公的医療保険は，加入者（被保険者）やその家族など（被扶養者）が医療を必要とする状態になった時に，公的機関などが医療費を一部負担するという制度である．国民は，職業，地域，年齢により医療保険に加入し，保険の運営母体である保険者に保険料を支払うことにより，医療が必要な時に一部負担金を支払うことで医療サービスを受けることができる．医療機関は，患者の一部負担金を除いた医療費を支払基金（健康保険においては社会保険診療報酬支払基金，国民健康保険では国民健康保険団体連合会）に請求し，支払基金は請求された医療費を各保険者に請求し，支払いを受ける（図 2.6）．

表 2.2　医療保険制度に関わる主な法律

| | |
|---|---|
| 国民健康保険法 | 国民健康保険法は，国民健康事業の健全な運営を確保し，もつて社会保障及び国民保健の向上に寄与することを目的とする． |
| 健康保険法 | 国民健康保険法とともに医療保険制度の中核をなし，労働者またはその被扶養者を対象として，疾病，負傷もしくは死亡または出産に関して保険給付を行い，もつて国民の生活の安定と福祉の向上に寄与することを目的とする． |
| 医療法 | 医療を提供する体制の確保を図り，もつて国民の健康の保持に寄与することを目的とする． |
| 医薬品医療機器等法 | 医薬品，医薬部外品，化粧品，医療機器及び再生医療等製品の品質，有効性及び安全性の確保ならびにこれらの使用による保健衛生上の危害の発生及び拡大の防止のために必要な規制を行い，医療上特にその必要性が高い医薬品，医療機器及び再生医療等製品の研究開発の促進のために必要な措置を講ずることにより，保健衛生の向上を図ることを目的とする． |
| 医師法 | 医師全般の職務や資格の取得などについて定めた法律であり，医師は医療及び保健指導を掌ることによつて公衆衛生の向上及び増進に寄与し，もつて国民の健康な生活を確保することを目的とする． |
| 歯科医師法 | 歯科医師全般の職務や資格の取得などについて定めた法律であり，歯科医師は歯科医療及び保健指導を掌ることによつて公衆衛生の向上及び増進に寄与し，もつて国民の健康な生活を確保することを目的とする． |
| 薬剤師法 | 薬剤師全般の職務や資格に関する法律であり，薬剤師は薬剤師国家試験に合格した者に対して厚生労働大臣が免許を与えると規定されている．薬剤師の調剤権の規定，薬剤師以外の者が薬剤師と紛らわしい名称を使用することを禁じている．<br>薬剤師は調剤，医薬品の供給その他薬事衛生をつかさどることによつて公衆衛生の向上及び増進に寄与し，もつて国民の健康な生活を確保することを目的とする． |
| 保健師助産師看護師法 | 保健師・助産師及び看護師の資質を向上し，もつて医療及び公衆衛生の普及向上を図ることを目的とする． |

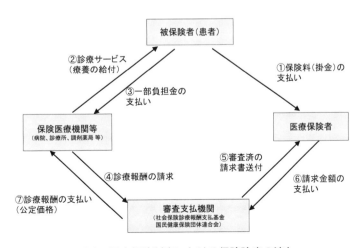

図 2.6　医療保険制度における保険診療の流れ
(厚生労働省，我が国の医療保険について)

公的医療保険制度は，地域保険，職域保険，後期高齢者医療制度の3つに大別される．

### (1) 地域保険，職域保険

「国民健康保険」は市町村が運営する地域保険であり，自営業者，年金生活者，非正規雇用者などが加入する．図2.7に地域保険，職域保険の種類を示す．全国健康保険協会が運営する健康保険は「協会けんぽ」とも呼ばれ，主に中小企業従業員が加入する．同じく健康保険である「組合管掌健康保険」は大手企業の従業員や業種ごとの組合などによって運営される医療保険で，組合により規定が異なるが，法的な給付基準が設けられている他，附加給付が行われるので充実した保障が受けられるケースが多い．「共済組合保険」には，国家公務員が加入する国家公務員共済組合，地方公務員が加入する地方公務員共済組合，私立学校の教職員が加入する私立学校教職員共済がある．その他，船員が加入する船員保険などがある．

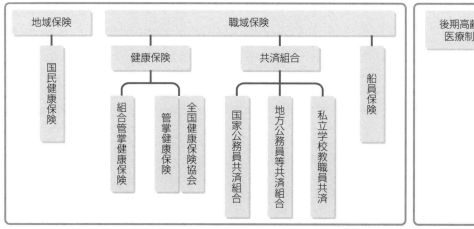

図2.7 公的医療保険の種類

### (2) 後期高齢者医療制度

後期高齢者医療制度とは，2008年に施行された「高齢者の医療の確保に関する法律」を根拠とする75歳以上が加入する医療保険制度である．国民皆保険は，国民健康保険（地域保険）と健康保険（職域保険，被用者保険）の2本立てで行われているが，所得が高く医療費の低い現役世代が健康保険（職域保険，被用者保険）に加入している一方で，退職して所得が低く医療費が高い高齢期になると国民健康保険（地域保険）に加入するといった構造になり，保険料の負担に不均衡が生じている．そのため，高齢者医療を社会全体で支えるとした観点から75歳以上については，現役世代からの支援金と公費で9割を賄う後期高齢者医療制度を導入した．旧老人保健制度においては「若者と高齢者の費用負担関係が不明瞭」といった批判があったことから，75歳以上を対象とする制度を設け，65～74歳については保険者間の財務調整を行う仕組みを導入して世代間の負担の明確化を図っている．各都道府県は後期高齢者医療広域連合を設立し，75歳以上の高齢者は各都道府県広域連合が運営する独立した後期高齢者医療保険に加入し，給付を

受ける．75歳以上になると自動的に後期高齢者医療保険に加入することとなり保険料は年金から引き落とされる．後期高齢者医療保険は，高齢者の保険料が約1割，後期高齢者支援金（現役世代の保険料）が約4割，公費が5割（国：都道府県：市町村＝4：1：1）で賄われる（図2.8）．65歳以上74歳以下の前期高齢者は，従来の医療保険制度に加入し続けることになる．

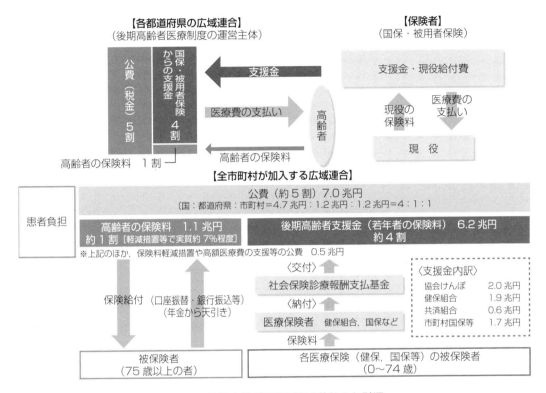

図2.8 後期高齢者医療制度の仕組みと財源
（厚生労働省，後期高齢者医療制度について）

### (3) 一部負担金

国民健康保険や健康保険などの公的医療保険制度においては，病気やけがをして医療機関等を受診した場合，または医師による処方せんを薬局で調剤してもらった場合には，国民健康保険法（第42条）・健康保険法（第74条）の規定により，かかった医療費の一部を支払うことになる．これを一部負担金といい，本人（被保険者）・家族（被扶養者），医療行為の内容（入院，外来，手術など）にかかわらず一定料金を支払う．一部負担金は，小学生から70歳までは3割，小学校入学前は2割，70歳以上は2割，75歳以上（後期高齢者）は1割負担と年齢等によりその負担割合が区分されている．70歳以上の高齢者であっても現役並みの所得を有する者は3割負担となる（図2.9）．

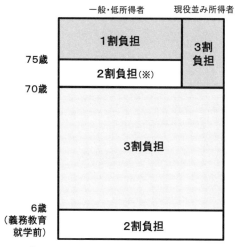

図2.9 医療費の患者負担割合
(厚生労働省,我が国の医療保険について)

### (4) 高額療養費制度

高額療養費制度とは,公的医療保険における制度の1つで,医療機関や薬局の窓口で支払った額(一部負担金額)が,同一月(1日から月末まで)で一定額を超えた場合に,その超えた金額が払い戻される制度である(図2.10).高額医療費では,所得や年齢に応じて医療費の上限(自己負担限度額)が定められている(表2.3,表2.4).また,世帯合算や多数回該当によりさらに負担を軽減する仕組みもある.

表2.3 所得による高額医療費(70歳未満の場合)

| 所得区分 | 自己負担限度額 | 多数該当 |
|---|---|---|
| ①区分ア<br>(標準報酬月額83万円以上の方) | 252,600円+(総医療費−842,000円)×1% | 140,100円 |
| ②区分イ<br>(標準報酬月額53万〜79万円の方) | 167,400円+(総医療費−558,000円)×1% | 93,000円 |
| ③区分ウ<br>(標準報酬月額28万〜50万円の方) | 80,100円+(総医療費−267,000円)×1% | 44,400円 |
| ④区分エ<br>(標準報酬月額26万円以下の方) | 57,600円 | 44,400円 |
| ⑤区分オ(低所得者)<br>(被保険者が市区町村民税の非課税者等) | 35,400円 | 24,600円 |

注)「区分ア」または「区分イ」に該当する場合,市区町村民税が非課税であっても,標準報酬月額での「区分ア」または「区分イ」の該当となります.

(全国健康保険協会(2019年1月から高額療養費制度が変更))

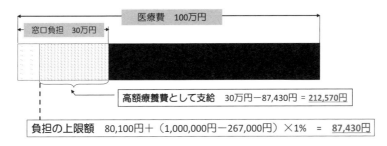

図 2.10 高額療養費の一般的な例（被保険者本人（3 割負担）のケース）
（厚生労働省，高額療養費制度を利用される皆さまへ）

表 2.4 所得による高額医療費（70 歳以上の場合）

| 所得区分 | | 外来<br>（個人ごと） | 1 か月の負担の上限額 |
|---|---|---|---|
| 現役並み所得者<br>（月収 28 万円以上などの窓口負担 3 割の方） | | 44,400 円 | 80,100 円 +<br>（総医療費 − 267,000 円）×1% |
| 一般 | | 12,000 円 | 44,400 円 |
| 低所得者<br>（住民税<br>非課税の方） | Ⅱ（Ⅰ以外の方） | 8,000 円 | 24,600 円 |
| | Ⅰ（年金収入のみの方の場合，年金受給額 80 万円以下など，総所得金額がゼロの方） | | 15,000 円 |

（厚生労働省，高額療養費制度を利用される皆さまへ）

## 2-1-4 医療提供体制

　医療提供体制における医療提供施設は，医療法により病院，診療所，介護老人保健施設（老健），調剤を実施する薬局の 4 施設と規定されている．病院とは，医師・歯科医師が公衆・特定多数人のため医業・歯科医業を行う場所であって 20 人以上の患者を入院させるための施設を有するものをいう．診療所とは，医師・歯科医師が公衆・特定多数人のため医業・歯科医業を行う場所であって，患者を入院させるための施設を有さないものまたは 19 人以下の患者を入院させるための施設を有するものをいう．介護老人保健施設とは，介護保険法の規定による要介護者対象の老人保健施設をいう．薬局とは，医薬品医療機器等法の規定により薬剤師が医師または歯科医師が交付した処方せんに基づいて調剤する薬局をいう．薬局が医療提供施設として位置づけられたのは 2007 年の第 5 次医療法改正であり，それ以前は「医療提供施設には含まれない」として整理されていた．

　医療提供体制における医療従事者とは，医師，歯科医師，薬剤師，看護師，保健師及び助産師

であるが，薬剤師が「医療の担い手」として明記されたのは，1992年の第2次医療法改正であり，それ以前は，薬剤師は医療法上の「医療の担い手」には含まれていなかった．

### (1) 保険医療機関

保険医療機関とは，都道府県知事の許可を受けた病院，診療所，薬局が厚生労働大臣の指定を受けて，公的医療保険に加入している被保険者やその家族（扶養者）に対して保険診療や保険調剤を行うところであり，健康保険法等で規定されている．保険医療機関では，厚生労働大臣が認可した保険医，保険薬剤師が，健康保険法等で規定された保険診療・保険調剤を行わなければならない．

### (2) 保険医・保険薬剤師

保険医とは，保険医療機関において，健康保険加入者の診療を行う医師または歯科医師のことをいう．保険医の登録は，医師・歯科医師の申請に基づき都道府県知事が行うが，保険診療を行うに当たっては厚生労働大臣の指定を受けて保険医の許可を取得する必要がある．保険医の登録については健康保険法に規定されており，登録は各地方厚生局で行う．保険医は，医師法，医療法以外に健康保険法とその下の省令である保険医療機関及び保険医療養担当規則によっても業務内容が規定されている．

同様に，保険薬剤師とは，保険薬局において保険医が処方した健康保険加入者の処方せんを調剤する薬剤師のことをいう．保険薬剤師の登録については健康保険法第71条に規定されており，登録は各地方厚生局で行う．保険薬剤師は，医療法，薬剤師法，医薬品医療機器等法以外に健康保険法とその下の保険薬局及び保険薬剤師療養担当規則によっても業務内容が規定されている．

表2.5　保険医・保険薬剤師の規定

| |
|---|
| 健康保険法第64条 |
| 　保険医療機関において健康保険の診療に従事する医師若しくは歯科医師又は保険薬局において健康保険の調剤に従事する薬剤師は，厚生労働大臣の登録を受けた医師若しくは歯科医師（保険医）又は薬剤師（保険薬剤師）でなければならない． |

## 2-1-5 保険診療及び保険調剤

日本では，国民皆保険制度のもとすべての国民が何らかの保険に加入していることから，診療及び処方せんによる調剤は，保険診療，保険調剤で行われ，医療費は一部負担金を除き保険で給付される．

### (1) 保険診療

保険診療とは，健康保険法，保険医療機関及び保険医療養担当規則などの法的な規制に従い，国民が加入する保険によって行われる医療である．保険診療の診療内容は法的な制限を受ける．

診療費は診療報酬という国が規定した全国一律の公定価格であり，診療機関が独自に変更することはできない．

### (2) 保険調剤

保険調剤とは，保険医が発行した処方せんに基づき，保険薬局の保険薬剤師が行う調剤のことである．保険調剤は，健康保険法，保険薬局及び保険薬剤師療養担当規則などの法的な規則に従って行われ，調剤内容は法的な制限を受ける．薬剤費は，国が価格を決めた公定価格で，薬価基準と呼ばれる価格表に載せられる．保険診療において保険医が処方する際は，薬価基準に収載されている医薬品を選択しなければならない．薬剤師の調剤行為に対する対価（調剤技術料）は，調剤報酬料という国が規定した全国一律の公定価格により計算される．

### (3) 診療報酬・調剤報酬

診療報酬とは，保険診療の際の医療行為等の対価として計算される報酬のことであり，医療行為を行った医療機関の医業収入の総和である．医師の報酬ではない．診療報酬は，国が規定した診療報酬点数表に基づいて計算される．1点は，10円として換算される．

図2.11に示すように，調剤報酬とは調剤を行った薬局の調剤収入の総和であり，保険調剤の際の薬剤師の調剤技術料，服薬指導や情報提供等に対する薬学管理料，処方された薬剤の薬剤料，保険医療材料費の他，薬局で処方せんに基づく調剤を行うことに対する調剤基本料から成る．調剤報酬は，国が規定した調剤報酬点数表に基づいて計算され，1点は10円として換算される．

診療報酬及び調剤報酬は，患者負担金を除いた医療費を1か月単位ごとに支払基金（健康保険においては社会保険診療報酬支払基金，国民健康保険では国民健康保険団体連合）に請求する．支払基金は，各保険者に報酬料を請求し報酬料が保険者から支払われたのちに，医療機関に支払われるため医療機関や薬局に報酬料が支払われるまでに2～3か月を要する．

診療報酬及び調剤報酬は，中央社会保険医療協議会により2年に1度改定が行われる．

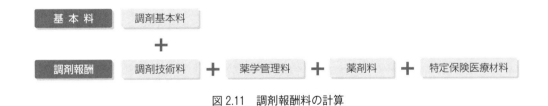

図2.11 調剤報酬料の計算

## 2-1-6 国民医療費

国民医療費とは，1年間（年度内）に医療保険制度等による給付，後期高齢者制度や公費負担医療制度による給付，これに伴う患者の一部負担金によって支払われた医療費を合算したものである．費用には，医科診療や歯科診療にかかる診療費，薬局調剤医療費，入院時食事，生活医療

費，訪問看護医療費などが含まれる．その国の国民が保健及び医療に投じた費用の合計であり，公的支出と個人支出（自己負担）の両方が含まれる．保険診療の対象とならない先進医療・高度医療（評価療養），入院時の室料差額分・歯科差額分等（選定療養），不妊治療における生殖補助医療は含まれない．

### (1) 医療費の動向

日本の医療費は，2014年には40.8兆円と40兆円を超えた．そのうち薬局調剤費は7.28兆円と医療費の17.9％を占めている（図2.12）．医療費は，右肩上がりに増え続けており（図2.13），2015年度の医療費は41.5兆円に上り，13年連続で過去最高を更新した．さらに，前年度比の約1.5兆円増加となり，伸び率は3.8％増と過去5年間で最も高い伸び率を示している．薬局調剤費

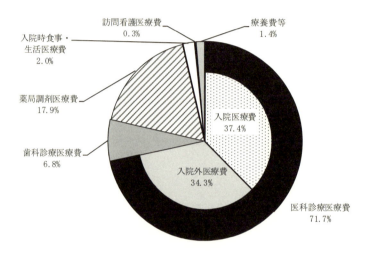

図2.12　診療種類別国民医療費構成割合（2014年度）
（厚生労働省，平成26年度国民医療費の概況）

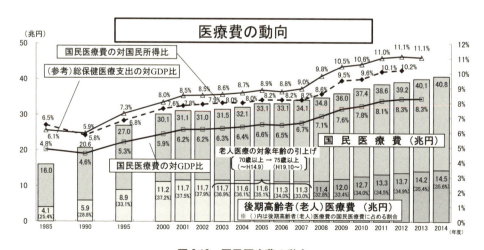

図2.13　国民医療費の動向
（内閣府，医療費の動向について）

も 7.9 兆円（19.0％）と 1.1％増となった．急激な医療費の増加要因としては，高齢化比率の高まりや医療サービスの価格向上，医療技術の進歩が考えられる．

## 2-2 海外の医療制度

日本が世界一の長寿国となった要因には，医療制度の整備と国民皆保険制度の存在が影響していることが明白である．日本の医療制度は，世界でも高く評価され，2000 年には WHO から世界一と評価されたが，高齢化人口の増加による医療費の増大が問題となっている．一方，OECD 加盟国の総医療費を比較すると，G7 の中ではイタリア，英国に次いで低い順位である（図 2.14）．また，G7 の中で総医療費が最も高い米国は高齢化率が最も低く，平均寿命が最も低いことが示された．さらに，米国は OECD 加盟国の中でも国民 1 人あたりの医療費が最も高く，総医療費の対 GDP 比が 1 位であることも認められた（表 2.6）．これらの背景として米国の医療制度が大きく影響しているものと推測されていることから，ここでは諸外国の医療制度，特に米国の医療制度について解説する．

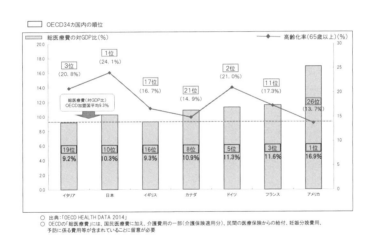

図 2.14　G7 諸国における総医療費（対 GDP 比）と高齢化率の状況（2012 年）
（厚生労働省，医療保障制度に関する国際関連資料について）

### 2-2-1 諸外国の医療保険制度

諸外国の医療制度の概要を表 2.7 に示した．医療保険制度は，以下の 3 つのタイプに大別される．
1. 国営医療方式（英国，カナダ，スウェーデンなど）
　一般税収を財源とした公費負担医療制度であり，医療サービスの提供者は公的機関が中心である．

表 2.6　OECD 加盟国の医療費の状況（2012 年）

| 国 名 | 総医療費の対 GDP 比（%） | 順位 | 1 人あたり医療費（ドル） | 順位 | 国 名 | 総医療費の対 GDP 比（%） | 順位 | 1 人あたり医療費（ドル） | 順位 |
|---|---|---|---|---|---|---|---|---|---|
| アメリカ合衆国 | 16.9 | 1 | 8,745 | 1 | イ タ リ ア | 9.2 | 19 | 3,209 | 19 |
| オ ラ ン ダ | 11.8 | 2 | 5,099 | 4 | オーストラリア* | 9.1 | 20 | 3,997 | 13 |
| フ ラ ン ス | 11.6 | 3 | 4,288 | 11 | フィンランド | 9.1 | 20 | 3,559 | 16 |
| ス イ ス | 11.4 | 4 | 6,080 | 3 | アイスランド | 9.0 | 22 | 3,536 | 17 |
| ド イ ツ | 11.3 | 5 | 4,811 | 6 | アイルランド | 8.9 | 23 | 3,890 | 14 |
| オーストリア | 11.1 | 6 | 4,896 | 5 | スロバキア | 8.1 | 24 | 2,105 | 27 |
| デ ン マ ー ク | 11.0 | 7 | 4,698 | 7 | ハンガリー | 8.0 | 25 | 1,803 | 29 |
| カ ナ ダ | 10.9 | 8 | 4,602 | 8 | 韓 国 | 7.6 | 26 | 2,291 | 26 |
| ベ ル ギ ー | 10.9 | 8 | 4,419 | 10 | チ ェ コ | 7.5 | 27 | 2,077 | 28 |
| 日 本 | 10.3 | 10 | 3,649 | 15 | イスラエル | 7.3 | 28 | 2,304 | 25 |
| ニュージーランド* | 10.0 | 11 | 3,172 | 20 | チ リ | 7.3 | 28 | 1,577 | 30 |
| スウェーデン | 9.6 | 12 | 4,106 | 12 | ルクセンブルク | 7.1 | 30 | 4,578 | 9 |
| ポ ル ト ガ ル | 9.5 | 13 | 2,457 | 23 | ポ ー ラ ン ド | 6.8 | 31 | 1,540 | 31 |
| ス ロ ベ ニ ア | 9.4 | 14 | 2,667 | 22 | メ キ シ コ | 6.2 | 32 | 1,048 | 33 |
| ス ペ イ ン * | 9.4 | 14 | 2,998 | 21 | エストニア | 5.9 | 33 | 1,447 | 32 |
| ノ ル ウ ェ ー | 9.3 | 16 | 6,140 | 2 | ト ル コ | 5.4 | 34 | 984 | 34 |
| イ ギ リ ス | 9.3 | 16 | 3,289 | 18 | | | | | |
| ギ リ シ ャ | 9.3 | 16 | 2,409 | 24 | O E C D 平 均 | 9.3 | | 3,484 | |

【出典】「OECD HEALTH DATA 2014」
（注1）上記各項目の順位は，OECD 加盟国間におけるもの
（注2）＊の数値は 2011 年のデータ

（厚生労働省，医療保障制度に関する国際関連資料について）

　英国の例では，公的機関である国民保健サービス（NHS：National Health Service）が医療サービスを運営している．すべての国民は基本的に無料で医療サービスが受けられる．ただし，患者は地域のいずれかの一般医（GP：general practitioner）にあらかじめ登録し，救急医療を除いて，最初の診療は必ず GP で受ける．大学病院等での診療が必要な場合には，GP の紹介を通して受診をする必要がある．

2. 社会保険方式（日本，ドイツ，フランス，オランダなど）

　社会保険を財源とした公費負担医療制度であり，医療サービスの提供者は公的機関と民間機関が混在する．社会保険方式は，ドイツ，フランスなどヨーロッパ諸国で採用されており，国により多少の違いがあるものの，日本の国民皆保険とほぼ同様の形態をとっている．

　フランスの場合，給付内容は外来医療では償還払いが基本であり，被保険者は医師の領収書を

## 表 2.7 諸外国の医療制度概要

| | | 日本 | ドイツ | フランス | 英国 | カナダ | 米国 |
|---|---|---|---|---|---|---|---|
| 医療保険制度 | | 社会保険<br>（国民<br>皆保険） | 社会保険<br>（高所得者以外<br>は強制加入） | 社会保険<br>（国民皆保険） | 国営医療<br>（税方式） | 国営医療<br>（税方式） | 市場タイプ<br>（民間保険） |
| 保険者 | | 健康保険<br>組合<br>市町村 | 疾病金庫 | 医療保険金庫 | NHS* | 州保健省 | 保険会社 |
| 自己負担率 | | 20〜30% | 1日あたり<br>10ユーロ<br>（上限：<br>　年間28日） | 入院31日まで<br>1,067ユーロ<br>＋診療費の20%<br>（上限：<br>　200ユーロ） | なし | 診察は<br>無料** | 保険契約に<br>よる |
| 医療機関<br>の選択 | 診療所 | 自由 | 自由 | 自由 | 登録医のみ | 登録医のみ | 保険会社の<br>契約医 |
| | 病院 | 自由 | 診療所の紹介 | 自由 | 登録医から<br>の紹介 | 登録医から<br>の紹介 | 保険会社の<br>契約医 |

　＊：国民保健サービス（National Health Service）

　＊＊：薬剤費は30%，歯科医療・眼科医療はカバーされない

疾病金庫に送ることで償還を受ける．入院では自己負担分のみ病院に支払い，残りは疾病金庫から給付される．民間病院の場合は，入院治療であっても外来医療の枠組みに規定されており，償還払いが適応される．

　ドイツでは，外来医療と病院医療が明確に区分されており，外来医療の診療は疾病金庫と契約している保険医が行っている．保険医は，かかりつけ医と専門医に分類されており，患者はかかりつけ医の診察を受け，その後必要がある場合にはかかりつけ医が紹介状を発行して専門医や病院での診療を受けるのが原則である．

### 3. 市場方式（米国）

　民間保険を財源とし，医療サービスは民間機関が中心となる．米国は，先進諸国の中で唯一市場方式を採用している国である．以下に，米国の医療制度の詳細を述べる．

## 2-2-2 米国の医療制度

　米国の医療制度は，他の先進諸国と大きく異なり市場方式をとっている．米国ではすべての国民を対象とする公的医療保険はなく民間医療保険が中心となっていることから，無保険者が存在する．米国国勢調査局（U.S. Census Bureau）の調査では，2015年度には90.9%の国民がいずれかの医療保険に加入しているものの，未だに無保険者が約2,900万人と全人口の9.1%を占めていることが確認された．加入比率は，民間医療保険が67.2%，公的医療保険は37.1%と，民間医療保険が大多数を占めている（併用加入者あり）．

民間医療保険には，雇用先が提供する医療保険と個人購入の医療保険がある．また，公的医療保険には，一般的に提供されている 65 歳以上の高齢者と 65 歳以下の障害者を給付対象とするメディケア（Medicare），低所得者を対象とするメディケイド（Medicaid）の他，軍人向け公的医療保険トライケア（Military Health Care）がある．

### 2-2-3 米国の公的医療保険

米国の公的医療保険で一般的に提供されている保険は，メディケアとメディケイドである．以下に，メディケアとメディケイドの詳細を述べる．

#### (1) メディケア（Medicare）

65 歳以上の高齢者と 65 歳以下の障害者を対象とする医療保険である．米国では国民皆保険制度を導入しなかったことから，高齢者の無保険者が問題となり，1965 年の社会保障法修正法によりメディケアのプランが成立した．現在では，公的医療保険の中核となっている．

保険は，パート A～D の 4 つのプランで構成されている．

1) パート A

入院時の病院費用，在宅ケア，高度看護サービス及び終末期ケアをカバーする強制加入の保険である．本人または配偶者が現役時代に社会保障税を 10 年以上負担することで受給資格が得られる．65 歳以上の受給者に対する追加の保険料負担はない．

2) パート B

外来診療，予防医療，救急移送サービスなど給付内容が広範囲に及ぶ任意加入の保険であり，パート A 加入者の 93％が加入している．加入者は毎月保険料を支払う必要がある．また，年間免責額 147 ドルを超過した部分に対しては，医療費の 20％が自己負担となる．

3) パート C

パート A 及び B の給付内容に加え処方薬をカバーするメディケア・アドバンテージ・プランであり，メディケアの支出を抑制するために 1997 年に創設された．メディケアと契約を結んだ民間保険会社が提供する保険プランを通じて，メディケアの給付を受ける．パート A 及び B はメディケア基金から支払われる医療サービスごとの出来高払いであるが，パート C は民間保険会社が提供する定額に設定された包括払いである．

加入するためには，パート C を提供している地域に居住し，パート A 及び B に加入していることが条件である．また，このプランは，民間保険会社が提供するため，マネージド・ケア・プランと呼ばれ，医師や病院の選択が制限される．

4) パート D

処方薬をカバーする保険であり，2004 年に導入された．加入者は，パート B もしくは民間保険会社が提供する処方薬保険プランに加入し，メディケアの給付を受ける．民間保険会社の提供する処方保険プランに加入するにはパート A もしくはパート B の加入が必要である．保険料は，パート B の保険料に加え，このプランの保険料を支払う．保険料は月額約 31 ドルであり，処方薬の自己負担が年 375 ドル以上になると保険が提供される（2013 年の標準）．給付費の大半

は連邦政府が負担している.

## (2) メディケイド（Medicaid）

　低所得者，貧困者を対象とする医療保険であり，連邦政府と州政府が共同で医療費の支払いを援助する. 1965 年にメディケアとともに創設された. メディケアは連邦政府が管轄しているのに対し，メディケイドは州政府が所轄している. そのため，給付内容（医療サービスの種類・範囲・給付期間など）は州により異なる. メディケイドの受給資格は，収入も保有資産もほとんどなく，経済的な自立を喪失した状態でないと得ることができない仕組みとなっている.

### 2-2-4 米国の民間医療保険

　米国国勢調査局によると，2015 年の民間医療保険加入率は，67.2％と国民の大半が民間医療保険に加入しており，米国の医療保険の中核をなしている. そのうち，雇用主提供医療保険の加入者は 55.7％，個人購入の医療保険が 16.3％であり，大半は雇用先が提供する医療保険に加入している.

　雇用主提供医療保険は，雇用主が民間保険会社の団体保険である雇用主提供医療保険を購入し，被雇用者に提供する方式である. 医療給付は，日本の職域保険では雇用者の義務であるが，米国では雇用主に対する法的義務はない. また，保険料負担は日本の場合，原則労使折半であるが，米国では全額雇用主負担とした企業が多い. しかし，医療費高騰やサブプライムローン問題に端を発するリーマンショック（2008 年）などの深刻な景気後退を背景に，現在では雇用主側は厳しい対応を迫られている状況にあるとの報告もある.

　民間保険会社が提供する保険プランは，FFS（Fee For Service）とマネジドケア（HMO，PPO，POS）の 2 つに大別される. 近年は，FFS の加入者が減少し，保険料の安いマネジドケアへの加入者が増えている. 以下に，保険プランの概要を述べる.

### (1) FFS（Fee For Service：出来高払い）

　医療保険で，医師や病院が請求した額が保険会社から給付される出来高払いである. 通常，患者は加入時に同意した自己負担金を支払う.

### (2) マネジドケア

　1980 年代以降に，米国の民間医療保険市場で普及した方式で，医療サービスを過剰医療から適正あるいは過小医療へ転換し，診療内容と財政リスクを総合的に管理する医療提供・医療保険プランである. マネジドケアには，HMO（Health Maintenance Organization：健康維持機構），PPO（Preferred Provider Organization：特約医療組織），POS（Point of Service：受診時選択プラン（HMO と PPO の混合型プラン））がある（図 2.15）.

1）HMO（Health Maintenance Organization：健康維持機構）
　HMO の契約医の中から主治医（かかりつけ医）を選択し診療を受けるプランであり，専門医

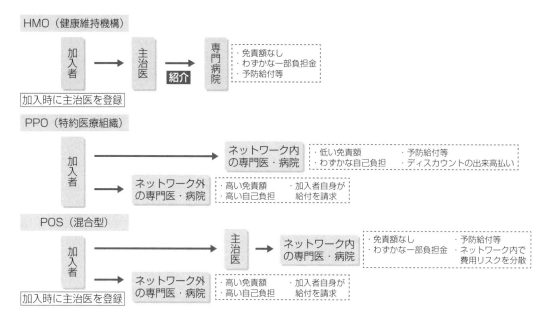

図 2.15 マネジドケアのイメージ

の受診や入院が必要な場合には，主治医の紹介が必要である．原則として，加入者はプランで契約している医療機関を利用しないと給付が保障されない．加入者が利用したサービスの妥当性や有効性を保険会社が審査・評価するなど強い医療コントロールが行われるが，それだけ保険料は安い．通常，患者は一部のサービスを除いて自己負担はない．保険会社からの医師，病院への支払いは予想定額前払いである．

2) PPO (Preferred Provider Organization：特約医療組織)

医師の診療集団であり，保険会社はPPOとディスカウント契約を結び，加入者は事前承諾（サービスを利用する前に保険会社から承諾を得ること）の必要がなく，ほとんどのサービスを自由に利用できる．主治医（かかりつけ医）は設けていない．PPOの医師への保険会社の支払いは実際にかかった医療費をディスカウントした料金（出来高ディスカウント払い）である．通常，医師はディスカウント分を患者に請求できないが，請求可能なプランもある．

医師の診療集団としては，PPO の他に IPA (Independent Physician Association：開業医協会) がある．PPOとの違いは，保険会社からの支払いが予想定額払いであることと，医療費の不足分を患者に請求しないことを保険会社と契約していることである．医師にとってPPOより自由がきかないが安定した収入を見込める．

3) POS (Point of Service：受診時選択プラン（HMOとPPOの混合型プラン）)

システムはほぼHMOと同じであるが，患者の医療機関へのアクセスの自由度を高めたプランである．医師への支払いは予想定額払いであるが，ネットワーク外の医療サービスを利用する場合には，医療費の支払いは出来高払いとなり，患者の自己負担額は高くなる．

### 2-2-5 無保険者

米国では，雇用主提供医療保険が中心であるため，失業した場合には医療保険の受給資格を失う．失業者では高額な保険料を支払うことが難しくなることから，医療保険への加入が困難になり，無保険者となる．一方で，低所得者向けメディケイドの受給資格となる所得対象の上限も低く設定されていることから，メディケイドの対象になるほど低所得ではないが，医療保険を個人で払えるほどの所得がないという医療保険制度の狭間に取り残された無保険者が，2012年度では4,795万人と人口の15.4％を占めていた（米国国勢調査局2013年推計）．2013年以降は，オバマケアが功を奏して減少傾向にあるものの，2015年時点でもまだ2,897万人と9.1％の無保険者が存在する（図2.16）．

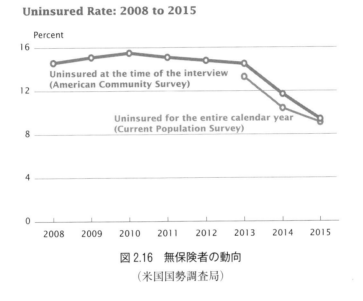

図2.16 無保険者の動向
（米国国勢調査局）

### 2-2-6 オバマケア

米国は先進国で唯一公的な国民皆保険制度がなく，医療費が最も高い国である．高齢者向けと低所得者向けの公的医療保険はあるものの，民間の医療保険が保険市場の中心となっている．医療費は，増加の一途を辿り，医療費の高騰とともに医療保険料も高騰した．その結果，人口の約15％に相当する4,900万人が無保険者となった（米国国勢調査局2011年推計）．

大統領選で，国民皆保険制度の導入を公約していたオバマ大統領は，手ごろな価格（affordable）の医療サービスを全国民に提供する，患者保護及び医療費負担適正化法（Patient Protection and Affordable Care Act：医療保険制度改革法案），通称オバマケア（Obamacare）を2010年3月に制定した．オバマケアは無保険者の医療保険への加入を促すと同時に，医療費を抑制し，医療の質を向上させることを目的とした．公的医療保険においてはメディケイドの資格対象を拡大し，民間医療保険への加入を義務づけた．

## (1) オバマケアの概要

オバマケアは10年間で3,000万人以上の無保険者を解消するとして制定され，2014年から本格的に実施された．必要最低限の医療保険を保持することを義務づけ，医療保険料が高額でこれまで医療保険に加入できなかった個人や中小企業が，手ごろな価格の民間保険に加入できるようになった．さらに，州または連邦政府の保健福祉省（HHS：Department of Health and Human Service）が運営する医療保険取引所（Health Insurance Exchange）を通じて，民間医療保険が購入できるようになった．

医療保険取引所は医療保険の市場（marketplace）であり，様々な医療保険の保険料や控除免責額，自己負担などの内容を比較して民間医療保険を購入できる．医療保険は，ブロンズ（医療費の60％をカバー），シルバー（医療費の70％をカバー），ゴールド（医療費の80％をカバー），プラチナ（医療費の90％をカバー）の4つに分かれており，それぞれで保険料や控除免責額，自己負担などが異なるが，保険料が安いほど医療費のカバー率は低い．いずれも臨床検査や外来診療，救急治療などオバマケアによって規定された10項目からなる必須の医療項目はカバーされる（表2.8）．

### 表2.8　オバマケアで規定された保障10項目

1.　外来診療

2.　緊急治療室の利用

3.　入院患者へのケア

4.　出産前後のケア

5.　行動療法，カウンセリング等を含むメンタルヘルスや薬物乱用者に対するサービス

6.　処方せんの交付

7.　けがや障害，慢性疾患のリハビリサービス，作業療法，音声言語病理学，精神リハビリテーション

8.　ラボサービス

9.　予防サービス（健康維持のためのカウンセリング，ワクチン等を含む）や慢性疾患の管理

10.　歯科，視力を含む小児サービス

## (2) 医療保険加入者への補助と非加入者への罰金

オバマケアにより低所得者向けのメディケイドの加入資格が拡大された．メディケイドの運営は州政府にあるため州により異なるが，所得が連邦政府の貧困レベルでメディケイドの資格を得られない者に対しては医療保険取引所において税額控除等の補助が与えられる．一方で，医療保険への加入義務に反して医療保険を保持しない場合には，所得税の申告時において罰金を支払うことになった．

また，オバマケアでは雇用主の共同責任（shared responsibility）として従業員に医療保険を提供することを奨励しており，特に中小企業に対しては様々な対応策を実施している．

## (3) オバマケアの成果

オバマケアの成果により2015年3月時点で新たに1,410万人が医療保険に加入し，無保険者率が確実に低下した（図2.16）．これはオバマケアの成果といえる．

医療費抑制については，景気の悪化に伴う民間保険医療サービスの撤退や公的医療保険メディケアの財政が圧迫されるケースが確認され，目指していたような効果は認められなかった．また，医療保険の加入状況については，加入者が増加したと報告されているものの，実際にはオバマケアを機に多くの保険商品が切り替えられたことから，それらの再契約者がカウントされていることが見込まれ，純粋な新規加入者の数は不明であるとの意見もある．

## (4) オバマケアの問題点と今後

オバマケアについては，2012年の州のメディケイド加入資格拡大反対に続き，2014年には「医療保険購入者への連邦政府の補助金が合法でない」と保守派の反対派が連邦最高裁判所に上

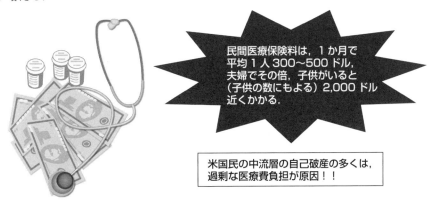

### Column — 米国の民間医療保険料

米国の医療費は，非常に高く，一般の診療費で1回100〜300ドル（1〜3万円），専門医への受診では200〜500ドル（2〜5万円），入院室料は1日数1,000ドル（数10万円），急性虫垂炎で手術をして8日間入院すると700万円もかかる．1回の入院で数100万円から1,000万円を覚悟しなければならない．

さらに，民間の医療保険料も他国とは比べものにならないほど高い．1か月で平均1人300〜500ドル（3〜5万円）ほどかかる．夫婦でその倍，子供がいるとさらに子供の保険料が加算され1か月に約2,000ドル（20万円）の保険料を払わなければならない．そのため，米国の中流家庭では医療保険により破産をする家庭が多く，無保険者となる人が増える．

民間医療保険料は，1か月で平均1人300〜500ドル，夫婦でその倍，子供がいると（子供の数にもよる）2,000ドル近くかかる．

米国民の中流層の自己破産の多くは，過剰な医療費負担が原因！！

告するなど根強い不満がある．さらに，オバマケアが逆に保険料の高騰や医療格差の拡大など新たな問題を引き起こしていることから，世論調査会社では「オバマケアに反対する米国民は賛成を常に上回っており，2015年時点でも半数以上が反対をしている状況である」と報告している．

夢の制度といわれたオバマケアであるが，後任のトランプ大統領は一部の継続を容認したものの，廃止の意向を示している．このためオバマケアの廃止や代替案の検討が加速する可能性がある．

## Column

### シッコ（SiCKO）

米国は，国民皆保険制度を取り入れていない数少ない国の1つである．また，医療保険の大半を民間の医療保険が占めているうえに，民間医療保険は非常に高い．そのため，無保険者が多く存在する．オバマケアが導入されたことから無保険者は減りつつあるが，未だに多くの国民が高い保険料に悩まされている．また，民間保険会社の医療プランにより適切な医療が受けられない人々も多い．

『シッコ』は，2003年にマイケル・ムーア監督が米国の医療事情をドキュメンタリーで描いた映画である．

「テロより怖い米国の医療制度」，「アメリカ人の個人破産の60%以上は医療費関係」などの実情が描かれており，米国の医療制度を知るためには必見！

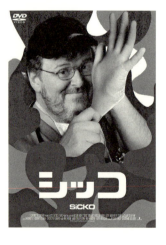

発売中
『シッコ』
価格：¥1,143（税抜）
発売・販売元：ギャガ
©2007 Dog Eat Dog Films, Inc. All rights reserved.

**参考文献**

1) 長谷川千春（2010）アメリカの医療保障−グローバル化と企業保障のゆくえ−，昭和堂
2) 週刊日本医事新報 No.4031（2001）日本医事新報社
3) 上野まな美（2015）米国の歴史的保険制度改革，オバマケア，大和総研ニューヨークリサーチセンター

# 第3章 薬局形態

　日本では，古くは医療の中心が漢方薬であったことから，医薬同一の体制がとられていた．そのため，医師と薬剤師は明確に区別されていなかった．薬局で薬を売るという形態ではなく，小石川養生所などにみられるように，診療所で薬用植物を栽培し調合して患者に提供していた（図3.1）．その後，1874年（明治7年）に制定された「医制」により医薬分業制度が導入されたが，薬局の始まりは1889年（明治22年）に制定された「薬品営業並薬品取扱規則（薬律）」による．薬律により，薬舗・薬舗主は薬局・薬剤師と改称され，薬局・薬剤師制度が規定されたことから薬局形態の基盤が築かれた．しかしながら，医師による調剤が慣例化していたことや，薬律の附帯条件で医師による自己調剤が認められていたため，薬局では処方せん薬の調剤を行うことはなく，長年一般用医薬品や日用品，化粧品などの販売を業務としてきた．1974年に医薬分業が開始され，急速に進展すると薬局は調剤業務を中心とした構造・設備を備えた調剤専門薬局の形態となった．一般用医薬品はドラッグストアなどの店舗販売業（薬店）で販売されることとなり，薬局形態が分岐したことから，様々なタイプの薬局がみられるようになった．本章では薬局形態の種類とその特徴について述べる．

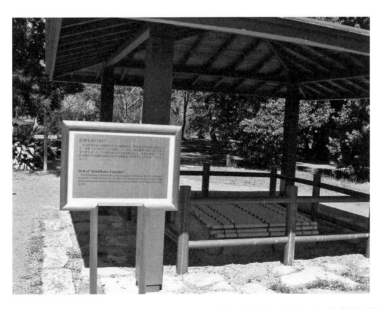

図3.1　小石川養生所跡（小石川植物園―東京大学大学院理学系研究科附属植物園）

## 3-1 薬局の種類

　図3.2に薬局の種類,表3.1に業務の構成比率からみた薬局の形態を示した.1980年以降,院外処方せん発行枚数の増加とともに,薬局は従来の一般用医薬品を販売する薬局から処方せんに基づく調剤を専門とした構造・設備を備えた調剤専門薬局へと転換した.そのため,一般用医薬品は店舗販売業(薬店/ドラッグストア)で販売されることとなり,薬局形態は調剤専門の薬局とドラッグストア(薬店)とに大きく分岐した.さらに,漢方薬の販売などを専門とする専門薬局,また近年では,ドラッグストア内に調剤室を設置し処方せんに基づく調剤と一般用医薬品を販売する併設型薬局や在宅医療に重点を置く形態が存在するようになった.

薬局形態

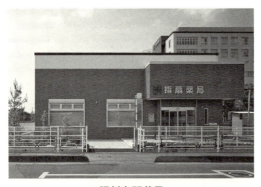

調剤専門薬局

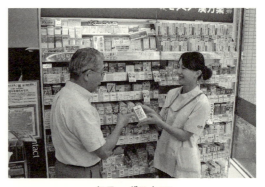

ドラッグストア

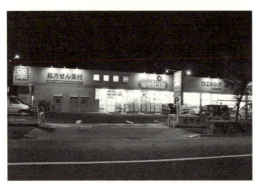

ドラッグストア併設型薬局

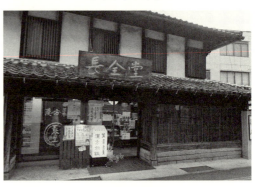

漢方専門薬局

図3.2　薬局の種類

第 3 章　薬局形態　　41

表 3.1　業務の構成比率からみた薬局形態

| | |
|---|---|
| 調剤にウエイトを置く薬局 | 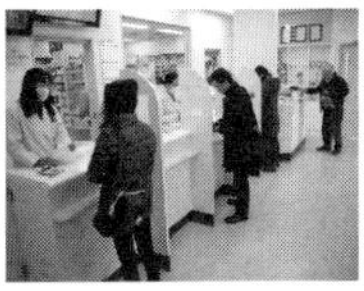 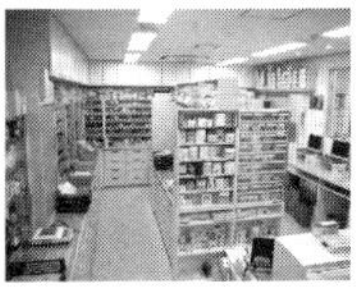 |
| 一般用医薬品の販売にウエイトを置く薬局 | 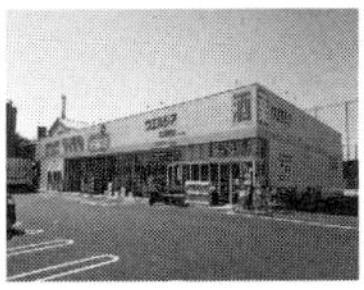 |
| 処方せんによる調剤と一般用医薬品を販売する併設型薬局 | 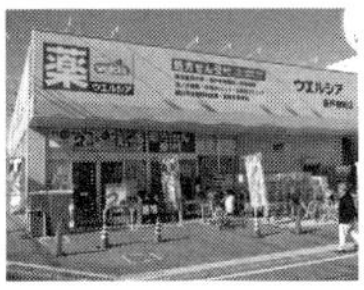 |
| 在宅医療に重点を置く薬局 | 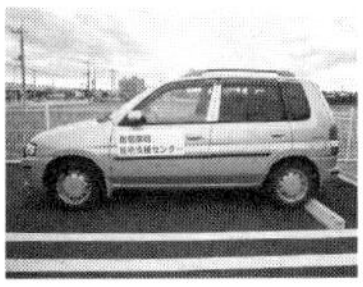 |
| 漢方専門薬局 | 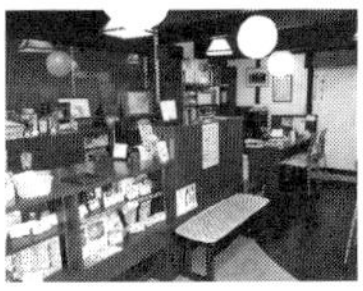 |

## 3-1-1　調剤専門薬局

　1974 年の診療報酬改定により，院外処方せんが発行されるようになると，処方せんに基づく調剤を主な業務とする調剤専門薬局という薬局形態が出現した．調剤専門薬局は，「調剤薬局」と通称されているが，法律上の名称は「保険薬局」である．わが国では，国民皆保険制度を採用していることから，医療サービスはすべて公的保険でカバーされている．医師が健康保険を使用して発行した処方せんを調剤することを保険調剤といい，保険調剤を行う薬局は保険薬局という．したがって，処方せんによる調剤を専門に行う薬局のほとんどは保険薬局ということになる．保険薬局の開設には，所在地の都道府県知事の薬局開設許可を得る他に，保険薬局としての指定を厚生労働大臣から受ける必要がある（第 4 章参照）．

　保険薬局の構造・設備は，処方せんに基づく調剤を中心としていることから，あまり一般用医薬品の販売を行っていないことが多い（図 3.3，図 3.4）．

　調剤専門薬局（保険薬局）を設置場所により分類すると，医療機関の近隣にある「門前薬局」，診療所やクリニックの近くにある「マンツーマン薬局」，地域にある「面分業薬局」に分けられる．

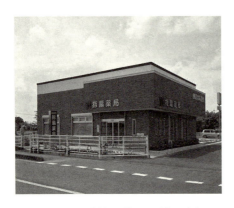

図3.3 調剤専門薬局の外観の例
（中川調剤株式会社）

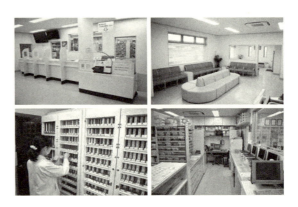

図3.4 調剤専門薬局の待合室及び調剤室

## (1) 設置場所別による調剤専門薬局の特徴

### 1) 門前薬局

　大規模な総合病院に隣接またはその門前に構えた薬局の通称である．総合病院の近隣に林立しているケースが散見される（図3.5）．門前薬局については，保険薬局及び保険薬剤師療養担当規則第2条3により「保険医療機関と一体的な構造とし，又は保険医療機関と一体的な経営を行うこと」を禁ずる規制がなされていることから，医療機関の敷地外の門前や近隣に多くの薬局が設置されている．

　大規模な総合病院では，1日の処方せん発行枚数が数千枚となるため，一般的に門前薬局では処方せんの応需枚数が多い．また，診療科も多く，科によっては処方量や処方薬が多く複雑な処方を調剤する必要がある．

### 2) マンツーマン薬局

　診療所やクリニックの門前または隣に構えている薬局であり，その医療機関からの処方せん割合が大半（80％くらい）を超える場合に「マンツーマン薬局」という．

　薬局形態は「門前薬局」の形態であり，処方せんはメインの医療機関の診療科に偏ったものとなる．

　マンツーマン薬局は，診療所やクリニックが相手であるので，小規模な薬局であることが多い．

### 3) 面分業薬局

　住宅地，駅前，商店街などに位置し，様々な医療機関からの処方せんを応需する薬局を「面分業薬局」という．地域住民が様々な医療機関からの処方せんを持ってくることから，いろいろなパターンの処方せんを調剤する必要がある．また，面分業薬局では，処方せんによる調剤だけでなく，在宅医療を行っているとともに，一般用医薬品や医療機器などを販売しているケースが多く，医薬分業が進展する以前の一般用医薬品を販売する従来の薬局に類似した形態である．

　上記の調剤業務を主な業務とする薬局の種類別のメリットとデメリットを表3.2に示した．

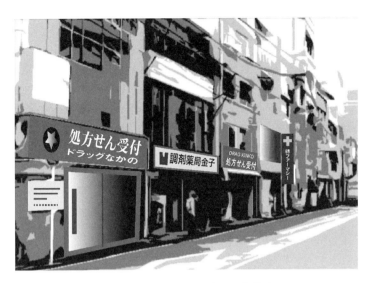

図 3.5　医療機関の近隣の門前薬局

表 3.2　調剤専門薬局の種類別のメリットとデメリット

| 薬局形態 | メリット | デメリット |
| --- | --- | --- |
| 門前薬局 | ・処方せんの応需枚数が多い<br>・安定した収入が見込まれる<br>・様々な処方せんの調剤ができる | ・調剤報酬基本料が安く設定されている<br>・近隣に店舗ができると応需枚数が減少する |
| マンツーマン薬局 | ・在庫医薬品は相手先の医療機関の使用薬に限られるため在庫医薬品が絞れる<br>・医療機関と密接なため，疑義照会などがしやすい<br>・開局時間を限定できる | ・調剤報酬基本料が安く設定されている<br>・近隣に店舗ができると応需枚数が減少する<br>・経営が相手先の医療機関の経営状態に左右される |
| 面分業薬局 | ・調剤報酬基本料が高く設定されている<br>・多数の医療機関からの処方せんが応需できる<br>・調剤以外の業務（一般用医薬品の販売，在宅医療など）に従事できる<br>・薬局外の業務にも従事できる<br>・地域に密着している | ・不特定多数の医療機関からの処方せんを応需するため，多数の医薬品を在庫する必要がある |

### 3-1-2 薬店／ドラッグストア（店舗販売業）

　店舗販売業とは，一般用医薬品の販売を主な業務とした店舗であり，処方せんによる調剤は行わない．一般的に薬店／ドラッグストアなどと呼称される（図3.6，図3.7）．

　医薬分業の進展により，薬局が従来の一般用医薬品を販売していた薬局から調剤業務を専門とする調剤専門薬局の形態へと変化したことにより，一般用医薬品は薬店／ドラッグストアなどの店舗販売業で販売されるようになった．すなわち，薬局形態が調剤専門薬局と店舗販売業という形態に分岐することとなり，2009年の薬事法改正では，薬局，店舗販売業及び配置販売業を医薬品販売業として規定した．配置販売業は，店舗を持たなくても医薬品を販売できる独特な販売業である．2009年の薬事法改正以前では，薬局，一般販売業，薬種販売業，特例販売業及び配置販売業が医薬品販売業として規定されていた（表3.3）．

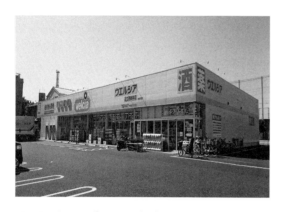

図3.6　ドラッグストア（一般用医薬品のみの販売）
（ウエルシアホールディングス株式会社）

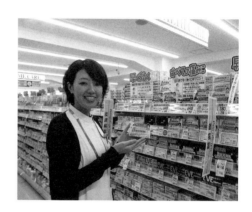

図3.7　ドラッグストアの店内

表3.3　医薬品販売業の種類と販売者

【旧制度】

| 販売業の種類 | | 販売を担当する者 |
|---|---|---|
| 薬局 | | 薬剤師 |
| 薬局 | 一般販売業 | |
| | 薬種販売業 | 薬種商販売業者 |
| | 配置販売業 | 配置販売業者<br>（一定の実務経験など） |
| | 特例販売業 | （薬事法上定めなし） |

【2009年改定時の制度】

| 販売業の種類 | 販売を担当する者 |
|---|---|
| 薬局 | 薬剤師 |
| 店舗販売業 | 薬剤師<br>登録販売者 |
| 配置販売業 | |

・配置販売業

　配置販売業とは，販売員（配置員）が家庭や企業等を訪問し，医薬品（通常は配置箱）を配置し，次回の訪問時に使用した分の代金を集金し，使用した分の医薬品を補充するという形態である（図3.8）．富山の薬売りがその典型であり，店舗販売とは異なるわが国独自の販売方法である．法的にも認められた販売方法であり，医薬品医療機器等法（第25条2）に規定されている．

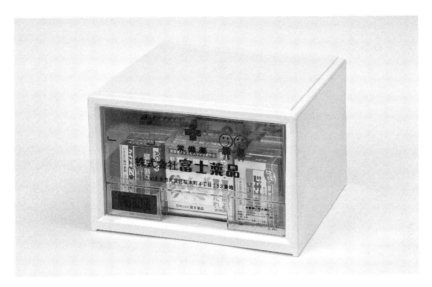

図3.8　医薬品の配置箱
（株式会社富士薬品）

・インターネット薬局（オンライン薬局）

　インターネット薬局（オンライン薬局）とは，薬局・薬店の許可を得た有形の実店舗においてインターネットを利用した医薬品販売も行っている薬局を称していう．インターネット上の架空の店舗ではない．2014年に厚生労働省は，インターネットを使用して一般用医薬品を販売する薬局，いわゆるインターネット薬局のルールを規定した（図3.9）．

　一般用医薬品は，長きにわたり「医療用医薬品以外の医薬品」として取り扱われ，薬局，一般販売業，薬種販売業，特例販売業及び配置販売業といった業種により販売されてきた．2009年の薬事法改正以前は，特に販売規制等がなかったことから，これら一般用医薬品を販売する業者により通信販売といった形態でも販売されていた．インターネットの普及に伴い，インターネットを介した販売が行われるようになり，インターネット上の架空店舗からも販売されるようになった．顔のみえない販売による健康被害を懸念した厚生労働省は，2009年の薬事法改正で一般用医薬品のインターネットを含む郵送等通信販売を禁止した．しかし，これを違憲としたインターネット販売業者2社が厚生労働省を相手取り控訴し，最高裁判所判決で勝訴したことから，一般用医薬品のインターネット販売が可能となった．これを受けて，2014年の新薬事法改正（医薬品医療機器等法）で，実存する有形の店舗での販売という条件付きで，インターネット販売を認めたことから，インターネット薬局（オンライン薬局）という新たな薬局形態が生まれた．

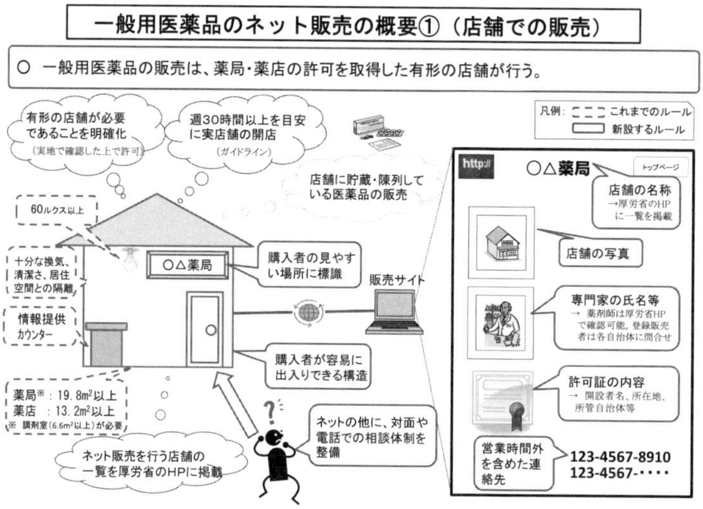

**図3.9 インターネットを利用して一般用医薬品を販売する店舗の概要**
（厚生労働省，一般用医薬品のインターネット販売について）

### 3-1-3 併設型薬局

　併設型薬局とは，店舗販売業の店舗の中に，法律で規定された構造・設備を備えた調剤室を設置し，処方せんによる調剤と一般用医薬品の販売を併せて行う店舗のことをいう．

　併設型薬局の形態は，1993年に住友商事により開設された「トモズ」が先駆けとされる．1993年当時は医薬分業率が15.8％と院外処方せん発行枚数は少なかったものの，医薬分業が加速しつつあり，院外処方せん応需のため多くの薬局が調剤専門薬局の形態へと変更をしていく中，欧米型の調剤併設型薬局の形態をとることは斬新な試みであった．

　現在では，大型チェーンドラッグストアのウエルシア，イオン，サンドラッグやマツモトキヨシなどが自社の薬店／ドラッグストアを調剤併設型薬局に変更したり新たに併設型薬局を開局したりし，併設型薬局の形態が増加しつつある．大型チェーンドラッグストアでは，ドラッグストアと併設型薬局の両方の形態を持っている企業が多く，外見から見分けることは難しい（図3.10）．

### 3-1-4 在宅専門薬局

　在宅専門薬局とは，調剤専門薬局または調剤併設型薬局において在宅医療業務に重点を置いている薬局をいう（図3.11）．わずかではあるが，在宅医療業務だけに特化した薬局も見受けられる．医療機関や訪問看護ステーションと連携をとりながら，患者の居宅や特別養護老人施設などを定期的に訪問し，医薬品や衛生材料などの供給や服薬指導・服薬支援，残薬管理などの薬学的管理を行う．訪問介護ステーションを併設している薬局もある．在宅医療では，終末期を自宅や

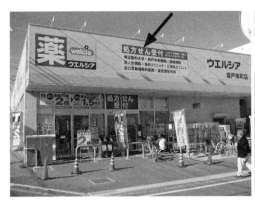 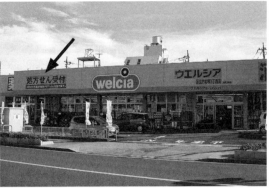

図 3.10　併設型薬局
（ウエルシアホールディングス株式会社）

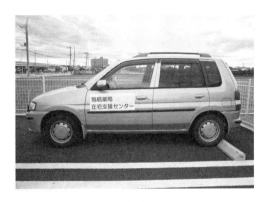 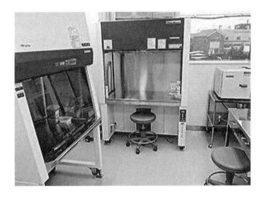

図 3.11　在宅訪問用の車両　　　　　　図 3.12　薬局の無菌調剤室
（中川調剤株式会社）　　　　　　　　　　（堺市薬剤師会）

施設で迎える患者が増えつつあることから，医療用麻薬や高カロリー輸液などの無菌調剤が行えるよう，クリーンベンチを設置しているところが多い（図 3.12）．

しかし，実際に在宅医療を行う薬局数は全体の 15％程度であるといわれている．現在，超高齢社会を迎える中，医療機関の病床数は減少しており，看取りの場所の確保が必要となっている．2015 年には院外処方せん受取枚数（医薬分業率）が医薬分業の上限といわれている 70％に達し，処方せん発行率も鈍化していることから，処方せんによる調剤収入に頼ってきた薬局は業務の方向を在宅医療にも向けていく必要がある．

### 3-1-5　漢方専門薬局

漢方専門薬局には，東洋医学専門の病院や診療所に近接し，これらの医療機関の医師が処方した煎じ薬や漢方のエキス剤などを専門に調剤する薬局と，東洋医学を専門的に学んだ薬剤師が自ら漢方相談して情報提供を行い，煎じ薬や漢方エキス製剤を販売する薬局とがある（図 3.13，図

3.14).

　日本では，歴史的に医療の中心が漢方薬であったため，医薬同一の形態がとられてきた．そのため，医師と薬剤師の区別が明確になされていなかったことから，現在でも東洋医学（漢方）を専門とする薬剤師の形態が残っている．今日では，西洋医学を学んだ医師の間でも漢方治療が普及しており，漢方薬を処方する医師が増えている．西洋医が漢方薬を処方する場合には，漢方エキス製剤を処方するケースが多いが，近年では東洋医学を専門とする病院や診療所が見受けられ，それらの医療機関では煎じ薬も処方する．

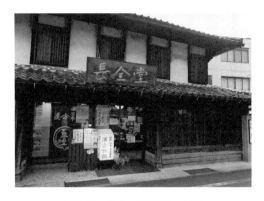

図 3.13　漢方専門薬局の外観
（山口県萩市長全堂薬局）

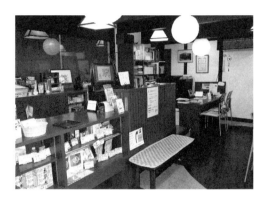

図 3.14　漢方専門薬局の店内

## 3-2　薬局の経営形態

　前述のとおり，日本の薬局は医薬分業の急伸により調剤専門薬局という独自の薬局形態をとるようになった．1974年の医薬分業開始直後は，院外処方せん発行枚数の伸び率が低迷状態であったことから，厚生労働省は医薬分業を推進するため調剤報酬料を高めに設定した．そのため，利益と安定収入を見越した企業が薬局経営に参加するようになり，現在では多くの薬局が法人薬局傘下のグループ薬局となっている．

### 3-2-1　調剤専門薬局（保険薬局）の経営形態

　日本薬剤師会の調べでは，2013年度の薬局の経営形態は，個人薬局が6,049薬局（10.6％），法人薬局が51,022薬局（89.4％）と薬局の大半を法人薬局が占めることとなり，個人薬局は著しく減少した．表3.4に調剤売上10位までの大手法人薬局を示したが，1社で数100店舗の薬局を持ち，最も少ない法人薬局でも調剤だけで532億2,300万円の売上高を出しており，調剤市場の大半を大手法人薬局で占めていることが確認できる．また，薬局経営に卸業者が参入していること

表 3.4　調剤売上上位の大手法人薬局（第 10 位まで）

| 順位 | 社　名 | 総売上（百万円） | 調剤売上（百万円） | 店舗数 |
|---|---|---|---|---|
| 1 | アインホールディングス | 187,904 | 169,063 | 754 |
| 2 | 日本調剤 | 181,844 | 157,999 | 510 |
| 3 | クラフトホールディングス | 135,900 | 130,500 | 600 |
| 4 | クオール | 114,363 | 103,242 | 536 |
| 5 | 東邦ホールディングス | 1,162,148 | 92,105 | 520 |
| 6 | スズケン | 1,969,689 | 88,309 | 450 |
| 7 | 総合メディカル | 107,945 | 80,660 | 538 |
| 8 | メディカルシステムネットワーク | 75,548 | 71,743 | 345 |
| 9 | スギホールディングス | 383,644 | 57,739 | 602 |
| 10 | アイセイ薬局 | 55,210 | 53,223 | 303 |

（2013 年現在）

とも認められ，調剤関連の経営に他企業が参入し，これらの法人薬局が店舗展開と M & A を繰り返し巨大化しつつある現状が見受けられる．さらに，大手法人薬局では後発医薬品の製造会社を所持している薬局もあり，薬局経営も多岐にわたっている．

### 3-2-2　店舗販売業（薬店/ドラッグストア）の経営形態

　店舗販売業（薬店/ドラッグストア）においても，企業による経営が大半を占め，個人経営の店舗が減少している．すなわち，調剤専門薬局と同様に企業経営の形態をとっており，1 つの企業が傘下に多くの店舗（ドラッグストア）を所有している．

　表 3.5 に売上上位 10 位までのチェーンドラッグストアを示した．チェーンドラッグストアを経営する企業では，法人薬局よりも所有店舗数が多く，1 位のマツモトキヨシホールディングスでは，1,528 店舗も所有している．総売上高も，東邦ホールディングス，スズケンなど卸業者所有の法人薬局を除くと，売上高上位 10 位までのチェーンドラッグストアでは法人薬局 1 位のアインホールディングスよりも高い売上を計上している．さらに，これらのチェーンドラッグストアでも M & A を繰り返しており，例えばイオンでは，ウエルシアホールディングス，イオンリテール及び CFS コーポレーションが傘下となっていることから，総店舗数は 1,622 店舗，総売上も 7,122 億 7,900 万円とマツモトキヨシホールディングスよりも大きくなっている．また，これらのチェーンドラッグストアの店舗では調剤室を備えた併設型薬局の形態が増えつつあり，店舗販売業の企業が併設型薬局の経営に参画している状況にある．

表3.5 売上上位のドラッグストア（第10位まで）

| 順位 | 社 名 | 売上（百万円） | 店舗数 |
|---|---|---|---|
| 1 | マツモトキヨシホールディングス | 485,512 | 1,528 |
| 2 | サンドラッグ | 445,818 | 979 |
| 3 | ツルハホールディングス | 440,427 | 1,406 |
| 4 | コスモス薬品 | 408,466 | 656 |
| 5 | スギホールディングス | 383,644 | 947 |
| 6 | ウエルシアホールディングス | 380,000 | 992 |
| 7 | ココカラファイン | 349,164 | 1,341 |
| 8 | 富士薬品 | 306,714 | 1,208 |
| 9 | カワチ薬品 | 258,319 | 301 |
| 10 | イオンリテール | 211,720 | 325 |

（2013年現在）

### 3-2-3 薬局形態の今後

　厚生労働省は，2016年に「患者のための薬局ビジョン」を公表し，門前から地域の薬局へと形態を変更するよう促している（図3.15）．さらに，薬局に「健康サポート」機能を追加し，薬局での一般用医薬品販売を促進していることから（図3.16），地域で処方せんの調剤から在宅医療，一般用医薬品や健康食品の販売などの包括的な業務を行う薬局または併設型薬局が増加していくことが予想される．

　一方で，厚生労働省が医療機関と薬局を同じ敷地内に併設することを禁じた構造上の規制を政府の規制改革会議が緩和したことにより，病院の敷地内薬局誘致が相次いでいる．現在では，大学病院や県立医療機関での敷地内薬局が検討されていることから，調剤専門の薬局が存在し続けることが予想される．いずれにしても，企業による薬局関連の経営が拡大していくものと推測される．

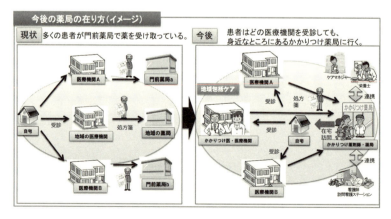

図3.15　患者のための薬局ビジョンで提唱されている薬局形態の変更
（厚生労働省，患者のための薬局ビジョン）

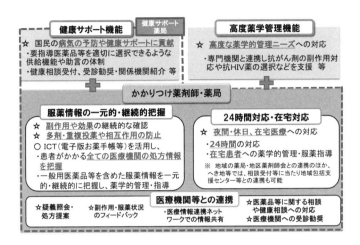

図 3.16　社会に求められている薬局機能
(厚生労働省，患者のための薬局ビジョン)

## 3-3　海外の薬局

　2014年度の全国薬局数は57,784軒となり，5万軒を超えた．この数は，同年のコンビニエンスストアの51,814店舗を上回る．世界の薬局数と比較しても，人口が日本の2.5倍，国土面積が26倍の米国でも56,000軒と日本の薬局数より少なく，日本は世界でも有数の薬局保有国となっている．諸外国に比べ，なぜ日本はこのように多くの薬局が存在するのか．ここでは，日本より薬局数が少ない欧米の薬局形態及び薬局を取り巻く状況の概略を述べる．

### 3-3-1　薬局の始まり

　世界最古の薬局とされているのは，1220年頃にイタリアのフィレンツェに開設されたサンタ・マリア・ノヴェッラ薬局である．その後，1240年に現在のドイツで神聖ローマ皇帝フリードリヒ2世により医業と薬業が完全に分離されたことにより，医薬分業制度が始まり，薬局の礎が築かれた．以来，欧米では医薬品を取り扱うのは薬局の役割であるとして，100％医薬分業の体制をとっている．

### 3-3-2　欧州の薬局形態

　世界で初めて薬局という形態を築き，医薬分業を創成した地である欧州の薬局形態及び薬局を取り巻く状況について，その概要を述べる．

## (1) イタリアの薬局

### 1) 薬局形態

イタリアの薬局では，処方せんによる調剤と一般用医薬品の販売を併せて行っている．日本の従来の薬局形態に類似した薬局がほとんどであり，大型の併設型薬局の形態はみられない．チェーン薬局やチェーンドラッグストアの形態もみられない（図3.17，図3.18）．

2006年からパラファルマチア（parafarmacia）という名称の販売形態が目につくようになった．パラファルマチアは，farmacie（薬局）と紛らわしい名称で，外観も一見薬局やドラッグストアのようにみえるが，医薬品の取扱いはなく，化粧品や健康関連商品，日用品，食品などを販売する店舗である．

### 2) 医療制度と薬局の経営形態

#### ① 医療制度

イタリアの医療制度は，税方式の国民皆保険制度である．医薬品の価格は，公定価格であり，国内で統一された価格で給付される．

#### ② 経営形態

イタリアの薬局の経営母体の大半は個人である．イタリアでは，原則，薬剤師個人による薬局開設のみ許可されている．法人による開設は許可されない．

表3.6にイタリアの薬局の設立区分を示した．経済的な理由などで民営薬局が設立されない地方では，例外として，地方薬剤師会などの地方公共団体が主体となり設立される場合がある．し

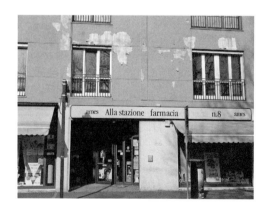

図3.17　ヴェネチアの薬局

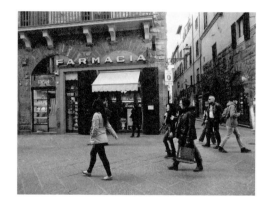

図3.18　フィレンツェの薬局

表3.6　イタリアの薬局の設立区分

| 薬剤師による個人薬局 | 地方公共団体による公営薬局 |
| --- | --- |
| 開局は薬剤師に限られ，以下の2つのいずれかの条件を満たしている必要がある．<br>・薬剤師が単独の所有権で開設する．<br>・複数の薬剤師が共同所有する形式で開設する（ただし，共同所有は4名までとする）． | 地方公共団体にしか所有権が与えられないが，経営権は法人にも譲渡できる．しかし，2009年の欧州裁判所判定により公営薬局を法人が経営することは違法と認定された． |

かし，大半は民営薬局であり，公営薬局数は民営薬局数の約10分の1に満たない．

### (2) ドイツの薬局
1) 薬局形態

　イタリアと同様に，処方せんによる調剤と一般用医薬品販売を併せて行う．日本の従来の薬局形態に類似した薬局がほとんどであり，大型の併設型薬局の形態はみられない．ドイツでは絆創膏などの医療用品も処方せんで交付されることがあるため，処方せんによる調剤に重点を置いている薬局も見受けられる（図3.19，図3.20）．ただし，それらの薬局でも一般用医薬品の販売を行っている．一方で，一般用医薬品の販売だけを行っているドロゲリー（drogerie）と称される店舗も認められる（図3.21）．チェーン薬局，チェーンドラッグストアなどの形態はみられない．

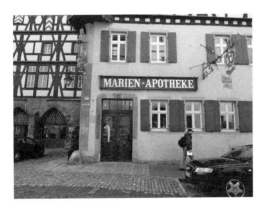

図3.19　ローテンブルクの薬局

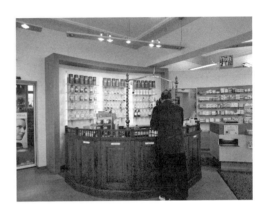

図3.20　ローテンブルクの薬局店内

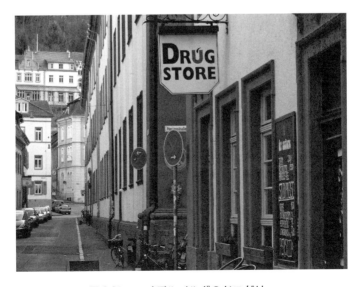

図3.21　ハイデルベルグのドロゲリー

2) 医療制度と薬局の経営形態
① 医療制度

ドイツの医療制度は，社会保険方式を基本とした国民皆保険制度であるが，一定の収入を超える被雇用者や自営業者は公的医療保険の代わりに民間の医療保険会社が提供する「完全医療保険」に加入することが可能である．処方せん医薬品には，処方せん義務医薬品と薬局義務医薬品があり，処方せん義務医薬品は公的価格であるが薬局義務医薬品は公的保険でカバーされないため自由価格制である．しかし，薬局間での価格差は生じていない．

② 経営形態

ドイツでの薬局開設もイタリアと同様に，薬剤師個人による開設しか許可されていない．また，1薬剤師につき4薬局までの開設・運営が規定されている．法人の開設や経営・運営は認められていない．

ドイツの薬局の構造・設備では，医薬品を販売する場所，貯蔵庫の他に実験室，夜勤者のための宿泊施設の設置が義務づけられており，床面積は110 m$^2$以上と規定されている．日本の店舗販売業での店舗面積13.2 m$^2$以上，薬局での調剤室面積6.6 m$^2$以上の面積規定と比較すると非常に広い面積を義務づけられている．

### (3) フランスの薬局

1) 薬局形態

イタリアやドイツと同様に，処方せんによる調剤と一般用医薬品販売を併せて行う．日本の従来の薬局形態に類似した薬局がほとんどであり，大型の併設型薬局の形態はみられない（図3.22，図3.23）．チェーン薬局，チェーンドラッグストアなどの形態もみられない．

フランスにもパラファルマシー（parapharmacie）という，pharmacie（薬局）と紛らわしい名称の店舗がある．イタリアのパラファルマチア（parafarmacia）と同様に，外観は薬局やドラッグストアのようであるが，医薬品の取扱いはなく，化粧品や健康関連商品，日用品，食品などを販売する店舗である．

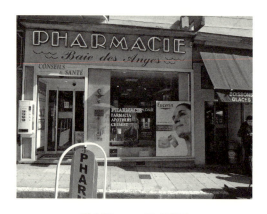

図3.22 ニースの薬局

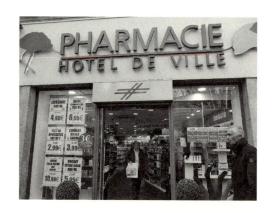

図3.23 エクス・アン・プロヴァンスの薬局

2) 医療制度と薬局の経営形態
① 医療制度
　フランスの医療制度は，義務的国民皆保険制度であり，フランスに合法的に居住し所得のある者は戸籍を問わず強制的に公的保険に加入しなければならない制度である．
　医療保険の種類は，従事している業種・職種により区分される．日本の医療保険とフランスの医療保険の種類を表3.7に示したが，医療保険の区分は日本と類似している．
　医薬品の価格は，個人で卸と直接交渉するか購買グループを介して卸と交渉する，または製造者と直接交渉して決めるが，公的値引き率が適応されている．

表3.7　フランスと日本の医療保険の区分

| フランスの医療保険 | | 類似している日本の医療保険 |
| --- | --- | --- |
| 従事する業種・職種 | 保険の種類 | |
| 民間企業の労働者 | 一般制度 | 組合管掌保険 |
| 公務員，国鉄・船員・軍人等 | 特別制度 | 共済組合保険 |
| 商工業自営業者，手工業者等 | 自営業者保険制度 | 協会けんぽ |
| 農業経営者，農業被用者等 | 農業制度 | 国民健康保険 |

② 経営形態
　イタリアやドイツと同様に薬局開設は，薬剤師個人による開設しか許可されていない．さらに，薬局開設の条件として，薬剤師は県知事により交付されるライセンスを取得する必要がある．また，薬局経営基準により，① 薬剤師経営者は本人が店内において職務に従事しなければならない，② 1人の薬剤師は同時に2店舗のオーナーになることはできない，などの規定がある．基本的に，薬局に従事する薬剤師は他に職業を持つことはできない．
　また，薬局数も人口あたりの軒数が法律で規定されている．

## (4) 英国の薬局
1) 薬局形態
　処方せんによる調剤と一般用医薬品の販売を併せて行う形態であるが（図3.24，図3.25），薬局内にクリニックを設置している薬局も見受けられるなど（図3.26），イタリアやドイツ，フランスの薬局形態とは異なる．また，5店舗以上を所有するチェーン薬局が存在し，大型の調剤併設型薬局もみられる（図3.27）．ただし，日本の門前薬局のような形態は存在しない．

2) 医療制度と薬局の経営形態
① 医療制度
　英国の医療制度は，税方式の国民皆保険制度である．医療サービスはNHS（National Health Service：国民保健サービス）の制度により提供される．NHSの財源は税金であり，医療機関の主な収入はNHSから配分される予算である．受診時の患者負担はない．医薬品の価格は，先発

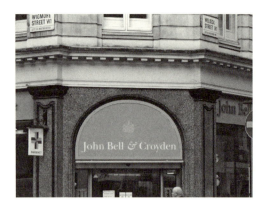
図3.24 ロンドンの薬局

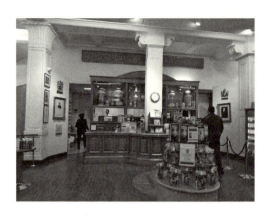
図3.25 ロンドンの薬局の店内

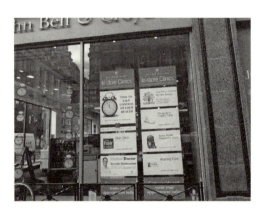
図3.26 ロンドンの薬局内クリニック

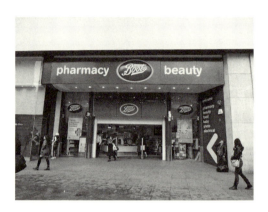
図3.27 調剤併設型薬局のBoots薬局(ロンドン)

医薬品も後発医薬品も製薬会社の自由な価格設定を認めているが,保健省による価格規制がある.
② 経営形態

　英国ではイタリアやドイツ,フランスなどの薬局開設規制と異なり薬局経営に制限がなく,薬剤師を雇うことで非薬剤師でも薬局開設が可能である.個人薬局と法人薬局の形態が混在し,薬局の約60％は法人経営で5店舗以上を持つチェーン薬局である.日本と同様に法人によるチェーン化が進んでおり,法人薬局が拡大傾向にある.

　薬局は,個人薬局,法人薬局を問わず英国王立薬剤師会（RPSGB：Royal Pharmaceutical Society of Great Britain）に登録することが義務づけられている.また,NHSの処方せんを応需するためには,地域保険者団体（PCT：Primary Care Trust）と契約を結ぶ必要がある.

　NHSのサービスの提供が可能な薬局として薬局事業に参入するためには,保健省が規定した4つの条件の1つを満たし,かつ地域で定められているサービスが提供できる体制を備える必要がある（表3.8）.

第3章 薬局形態　**57**

表 3.8　保健省が提示した薬局事業参入の 4 つの条件

・面積 15,000 m² 以上のショッピングモール内での薬局は，繁華街から離れて
　開設すること．
・人口 18,000〜20,000 の地域では，医療モール内での共同の薬局開設は，かか
　りつけ医（general practitioner）の通常のサービスに加え，幅広いプライマ
　リ・ケア地域サービスを提供できること．
・インターネットやメールオーダーが専門の薬局は，十分な専門的サービスが
　提供できること．
・100 時間/週以上営業する薬局は，これらの義務を遵守すること．

### (5) インターネット薬局

　欧州では，国内だけでなく国外への処方せん医薬品を含む医薬品のインターネット販売が可能
となっている．EU 加盟国では，承認制度や共通のロゴが採用されている．

　英国では，店舗を持たないインターネット薬局が許可されている．

## 3-3-3　北米の薬局形態

　欧州に比べて歴史は浅いが，医薬分業制度を取り入れ 100%の医薬分業率を保持している北米
の薬局形態及び薬局を取り巻く状況について，その概要を述べる．

### (1) 米国の薬局
1）薬局形態

　薬局形態としては，独立系薬局（independent pharmacy）とチェーンドラッグストア
（チェーン薬局）がある．独立系薬局は薬剤師が自ら経営管理している個人薬局で，1〜4 店舗く
らいを所有する小規模な薬局であり（図 3.28），チェーンドラッグストアは大型の調剤併設型薬
局の形態である（図 3.29）．どちらの形態の薬局でも，処方せんによる調剤と一般用医薬品，日
用品，食品などの販売も併せて行っている．医薬品取扱業者としては，インターネット薬局（オ
ンライン薬局），メールオーダー薬局という形態も存在する（表 3.9）．

　薬局では，予防接種などの医療サービスも提供している．大型のチェーンドラッグストアで
は，Walk-in Clinic を設置している店舗が見受けられ（図 3.30），処方権を持った看護師や医師助
手が軽度な病気の診断，治療，ヘルスチェックなどを行っている．医師の予約には数日から数週
間かかるが，Walk-in Clinic では予約を必要としないという利点があり，保険も使える．

2）医療制度と薬局の経営形態
① 医療制度

　米国の医療制度は，第 2 章で解説しているとおり，市場方式の医療制度を採用している．国民
皆保険制度を採用していない唯一の国である．そのため，国民の大半は，民間医療保険に加入す
ることになる．公的医療保険も存在するが，対象は高齢者（メディケア）と貧困者（メディケイ

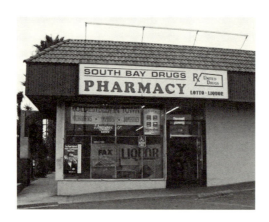

図 3.28 独立系薬局

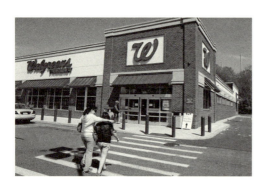

図 3.29 大型チェーン薬局

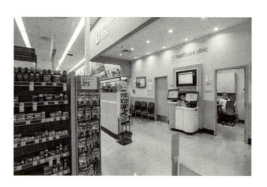

図 3.30 薬局内のクリニック

表 3.9 医薬品を取り扱う業者の種類

| | | |
|---|---|---|
| リテール薬局 | チェーン薬局 | 併設型薬局であるが，日用品や食品も販売しているところが多い．米国の薬局の大半を占める． |
| | 独立系薬局<br>(independent pharmacy) | 薬剤師が経営・管理している薬局．小規模薬局が多い． |
| | スーパーマーケット内の薬局 | スーパーマーケットやウォルマートなどの大型スーパーマーケットチェーン店に入っている薬局． |
| インターネット薬局<br>(オンライン薬局) | | 医薬品をインターネット販売しているリテール薬局をいう．店舗を持たないインターネット薬局も存在する． |
| メールオーダー薬局 | | 処方せん薬のメールオーダーサービスを行う薬局をいう．薬剤給付管理（PBM：Pharmacy Benefit Management）*の主要部分である |

＊：PBM とは，第三者機関による処方せん薬の適正管理プログラムのことである．保険会社の薬剤給付プログラムのみを管理する会社で，処方せん薬に対する給付管理を提供するため，HMO や PPO，保険会社メディケア，メディケイドといった管理プラン，連邦政府，州政府などの政府機関とも契約している組織である．処方せん薬の支出の大部分は 60 社の PBM 会社によって管理されているといわれている．

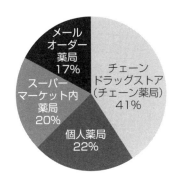

図3.31 米国の薬局形態（2010年）
（米国チェーン薬局協会）

ド），軍人（トライケア）のみであることから，無保険者も存在する．
② 経営形態

図3.31に薬局形態の比率を示した．薬局の半数以上を法人経営のチェーンドラッグストア（チェーン薬局）とスーパーマーケット内の薬局で占めている．また，カナダから進出しているチェーンドラッグストアが拡大傾向にあり，米国資本のチェーンドラッグストアを圧迫している傾向にある（表3.10）．

薬剤師による個人経営の独立系薬局は，チェーンドラッグストアの拡大により減少傾向にある（表3.11）．しかし，マッケソンなどの卸が独立系薬局の立て直しを主導していることから，極端な減少はみられないとされている．また，卸がフランチャイズチェーンを展開していることから，この影響でフランチャイズのチェーン薬局も拡大している（表3.10）．

薬局の売上比率では，多数の商品を扱う北米の薬局でも，売上の大半を処方せん薬が占めてお

表3.10 売上上位の北米チェーンドラッグストア（第10位まで）

| 企業名 | 売上（億ドル） | 店舗数 | 備考 |
| --- | --- | --- | --- |
| Walgreen | 721.8 | 7,840 | |
| CVS Caremark | 596.0 | 7,357 | |
| Rite Aid | 261.2 | 4,559 | |
| Leader Pharmacies | 159.0 | 6,380 | 卸 |
| Shoppers Drug Mart | 105.3 | 1,257 | カナダ |
| Katz Group | 87.0 | 420 | カナダ |
| Good Neighbor Pharmacy | 82.2 | 3,667 | 卸 |
| Health Mart | 73.6 | 847 | 卸 |
| Jean Coutu | 38.1 | 399 | カナダ |
| London Drugs | 22.3 | 74 | カナダ |

（2011年現在）

表 3.11 北米ドラッグストアの店舗数

| 薬局形態 | 店舗数（2011年現在） | 前年度比較 |
| --- | --- | --- |
| チェーンドラッグストア | 24,613 店舗 | ＋32 店舗 |
| 独立系薬局 | 19,576 店舗 | －133 店舗 |

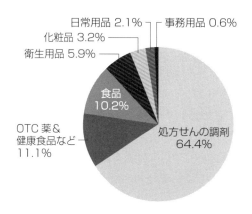

図 3.32　米国のチェーンドラッグストアの売上比率（2011年現在）

り，経営は処方せん薬に委ねるところが大きい（図 3.32）．

### (2) カナダの薬局

#### 1) 薬局形態

カナダの薬局形態は基本的に米国と同様である．薬局形態としては，独立系薬局（independent pharmacy）とチェーンドラッグストア（チェーン薬局）がある（図 3.33，図 3.34）．スーパーマーケット内にも薬局が設置されている（図 3.35）．

薬局では予防接種などの医療サービスも提供している．Walk-in Clinic は存在するが，薬局内にクリニックは見受けられない．

#### 2) 医療制度と薬局の経営形態

① 医療制度

カナダでは，税方式の国民皆保険制度を取り入れている．保険者は州政府となるため，医療サービスの内容は州ごとに異なる．基本的に医療サービスはかかりつけ医（family doctor）制であることから，専門医への受診にはかかりつけ医の紹介状が必要となる．専門医へのアクセスは非常に悪く，待ち時間は数週間から 2 年以上かかることがある．

② 経営形態

経営形態は米国と同様である．法人経営のチェーンドラッグストアが拡大して巨大化傾向にあり，独立系薬局を圧迫している．

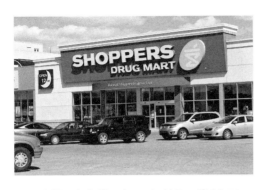
図 3.33 カナダのチェーンドラッグストア

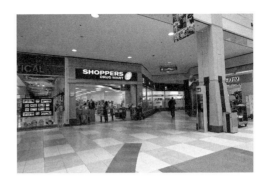
図 3.34 ショッピングモール内の薬局

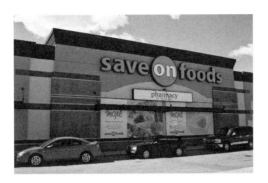
図 3.35 スーパーマーケット内の薬局

**参考文献**
1) 寺脇康文,飯島康典監修(2011)世界の薬剤師と薬事制度,ムイスリ出版
2) 山川浩司(2000)国際薬学史 東と西の医薬文明史,南江堂

# 第4章

# 薬局開設

　薬局の開設にあたっては，「どのような形態の薬局を開設するのか」「どこに開設するのか」「どれだけの資金がかかるのか」「どのような許認可や申請等が必要なのか」といった様々な要件についてあらかじめ確認しておく必要がある．特に，自身がマネジャーの立場として組織の運営に携わっていく場合には，必須の内容であろう．また勤務薬剤師においても，自身が薬局長や管理薬剤師等の管理者として勤務している会社が新規に薬局を開設するような場合には，本章で記述している内容が参考になる場合もあると思われる．本章においては，薬局開設を行うために必要な知識についてマーケティングから薬局の開設に至るまでの流れに沿って述べる．

## 4-1　マーケティング

　2006年（平成18年）の医療法改正により，『調剤を実施する薬局』は医療提供施設と位置づけられた．また，薬局は医薬品医療機器等法（旧薬事法，薬機法とも略される）等に基づく様々な法規制を受けており，病院と同様に保険医療制度のもと患者への医療サービスを提供している．

　このような法的制約がある一方で，他の一般的なサービス業種と同様に，薬局や病院においてもまた，安定的かつ患者満足度の高いサービスの提供を行うための財源が必要であり，その確保のためには薬局開設前の「マーケティング」が重要となってくる．

### 4-1-1 マーケティングの定義

　マーケティング（marketing）とは，「消費者の求めている商品・サービスを調査し，供給する商品や販売活動の方法等を決定することで，生産者から消費者への流通を円滑にする活動（大辞林より）」や，「個人や集団が，製品及び価値の創造と交換を通じて，そのニーズや欲求を満たす社会的・経営的プロセス（コトラー（P. Kotler））」等と定義されている．

　また，日本で用いられている「マーケティング」という語句の由来となったmarket researchやmarketing researchの意味は，それぞれ「商品の販売促進，新製品の開発等の目的から市場動向を調査すること，市場調査」及び「市場動向に加えて，製品・価格・広告・販売・経路等，

マーケティング全般について調査すること」を表している.

### 4-1-2 薬局におけるマーケティング

　保険薬局開局後に安定的な薬局運営を行うためには，国の医療政策の1つである調剤報酬に関する直近の方向性や薬局を開設する予定である地域特有の医療環境等をあらかじめ十分に調査し，各種項目について慎重に検討を行う必要がある．これが薬局開設におけるマーケティングに相当する．以下に，注視すべきポイントについて記述する．

#### (1) 調剤報酬に関する直近の方向性
　平成28年度の調剤報酬改定において一部評価が見直されたとおり，最近の保険薬局の立地状況や機能等を鑑みて，近年「今後の保険薬局の在り方」についても議論が進んでいる.
　立地面からみると，現状多くの患者がそれぞれの医療機関の門前薬局で薬を受け取っているが，今後は患者がどの医療機関を受診しても，身近なところにあるかかりつけ薬局に行くことで，薬局薬剤師は患者の服用薬について一元的・継続的な薬学的管理が実施可能となることが期待されている．これにより，多剤・重複投薬の防止や残薬解消等も可能となり，患者の薬物療法の安全性・有効性が向上するほか，医療費の適正化にも繋がることが見込まれている（図4.1）．
　また機能面からみた場合には，「患者のための薬局ビジョン」として，今後も増え続けることが予想される在宅患者への薬学的管理・服薬指導，国民の病気の予防や健康サポートに貢献する機能，地域包括ケアの一員としての医療機関等との連携なども求められている（図4.2）．
　これらの情報を元に，国や患者の求める薬局はどのような薬局であるのか，どのようなサービスを中心に据える薬局を開設したいのかについて慎重に検討する必要がある．

#### (2) 地域特有の医療環境等
　開局予定の地域において，以下に述べる周辺地域情報や医療機関情報等の医療環境についてあらかじめ調査を行う必要がある．特に，保険薬局を開設する場合には一般薬局とは異なり，周辺

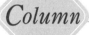

### フィリップ・コトラー（Philip Kotler）
（1931年5月27日〜）

　フィリップ・コトラーは，アメリカ合衆国の経営学者であり，現代マーケティングの第一人者でもある．代表的著作「マーケティング・マネジメント」を通じて，マーケティングを体系化したことで知られている．

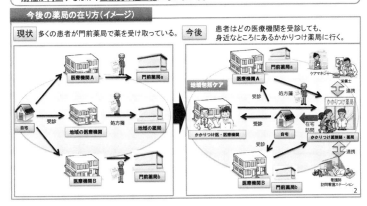

図 4.1 医薬分業に対する厚生労働省の基本的な考え方
(厚生労働省,第 36 回健康・医療ワーキング・グループ提出資料)

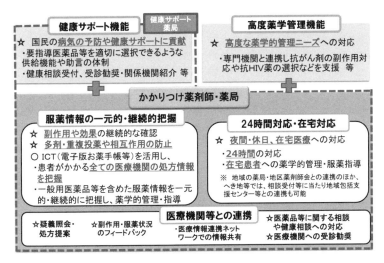

図 4.2 患者のための薬局ビジョン
(厚生労働省,患者のための薬局ビジョン概要)

医療機関の処方せん発行状況等が開局後の薬局運営に大きく影響を与える可能性が高いため注視すべきである.

1) 人口,年齢層情報

　各市区町村や厚生労働省等の情報サイト等を用いて,地域における人口動態や年齢層情報等を調査することが可能である.

2) 街・交通情報

　公共交通機関,周辺医療機関,地域の住宅等の分布状況や患者の動線等について,地図情報サイト等により調査することが可能である.

3）地価・家賃情報

地域における不動産取扱業者等により情報を入手可能である.

4）医療機関情報

病床数や標榜診療科等の病院・診療所概要情報については医療機関ホームページより入手可能であることが多い. また, 院外処方せん発行状況, 周辺医療機関診療圏調査等については, コンサルタント等による調査も可能である.


## 4-2 薬局開設資金

前項で記述したマーケティングにおいて, 薬局を開設する予定地や主に応需するであろう患者層等, 自身の思い描く薬局のイメージが湧いただろうか？本節では, 薬局の開設にはどれくらいの資金がかかるかについて概説する. 何にどれくらいの費用がかかるかをおおよそでも知っておくことは, 自身が薬局開設者やマネジャーの立場として薬局を開設する場合はもちろんのこと, 勤務薬局における薬局長や管理薬剤師等の管理者としての立場上も, さらに自店舗の運営状況を省みる場合等に必要となる重要な内容である.


### 4-2-1 薬局の形態で異なる費用

具体的な費用を学ぶ前に, 一般薬局と保険薬局では薬局の開設時に必要な費用が一部異なる点について述べる. 保険薬局では, 処方せん薬を調剤するための調剤室が必須であるため, それに関連した設計・内装費, 医薬品費, 調剤機器関連費等の費用が, 一般薬局と比べて余計に発生する.

一般薬局及び保険薬局で共通に発生する費用についても項目ごとに表4.1にまとめた.

表 4.1　薬局の形態で異なる費用

| 項　目 | 一般薬局 | 保険薬局 |
|---|---|---|
| ① 開設手続き関係費 | ● | ● |
| ② 設計・内装費 | ● | ●（調剤室） |
| ③ 医薬品費 | ● | ●（調剤室） |
| ④ 調剤機器関連費（調剤什器, レセコン, 他） | ― | ●（調剤室） |
| ⑤ 求人（薬剤師・登録販売者・他）・宣伝広告費 | ● | ● |
| ⑥ 什器費（椅子, 机, 電話, TV, PC, 他） | ● | ● |
| ⑦ 人件費（給料, 他） | ● | ● |
| ⑧ 家賃 | ● | ● |
| ⑨ 水道光熱費, 通信費, 他 | ● | ● |
| ⑩ 税金（消費税, 他） | ● | ● |

第4章 薬局開設 67

## 4-2-2 病院（診療科）の種類で異なる費用

処方せんの応需先となる病院・診療所の規模や標榜診療科によって費用が異なってくることもある．応需先医療機関の規模が大きくなれば，取り扱う医薬品費も増える可能性が高くなるだろうし，調剤什器の充実も必要となるかもしれない．当然ながら，人件費も増えることが予想される．

また，応需先医療機関の標榜診療科目が異なれば取り揃える医薬品の種類やその費用も変わってくる可能性があり，それに伴い処方せん1枚あたりの調剤報酬も異なってくる（表4.2）．

表4.2 病院（診療科）の種類で異なる費用

| 処方せん<br>1枚あたり | 内科 | 小児科 | 外科 | 整形外科 | 皮膚科 | 産婦人科 | 眼科 | 耳鼻咽喉科 |
|---|---|---|---|---|---|---|---|---|
| 調剤報酬（円） | 8,695 | 4,113 | 7,708 | 5,527 | 4,360 | 5,325 | 3,848 | 4,390 |
| 技術料（円） | 2,406 | 1,927 | 2,287 | 1,783 | 1,801 | 1,847 | 1,266 | 1,849 |
| 技術料比（%） | 27.7 | 46.8 | 29.7 | 32.3 | 41.3 | 34.7 | 32.9 | 42.1 |

（厚生労働省，平成26年度版調剤医療費の動向）

## 4-2-3 薬局開設時の費用

それでは実際の薬局開設時の費用について具体的に確認してみよう．薬局を開設する場所や規模等により金額は左右されるものの，おおよそ表4.3にて記載した程度の資金が必要となる．また，保険薬局の場合，開局時は収入がないため，当面の運転資金も別途必要となってくる（運転資金については，第6章「財務管理」で述べる）．

表4.3 薬局開設時の費用（保険薬局例）

| 項　目 | 費用（万円） |
|---|---|
| ① 開設手続き関係費（個人あるいは会社形態） | 100 |
| ② 設計・内装費（最低規模） | 600 |
| ③ 医薬品費（医薬品数・種類に影響） | 1,000 |
| ④ 調剤機器関連費（リース代含む） | 500 |
| ⑤ 求人（薬剤師・登録販売者・他）・宣伝広告費 | 50 |
| ⑥ 什器費（椅子，机，電話，TV，PC） | 250 |
| ⑦ 人件費（給料，他／薬剤師1名，事務員1名） | 720 |
| ⑧ 家賃（場所・規模により変動） | 600 |
| ⑨ 光熱費，通信費，他 | 100 |
| ⑩ 税金（消費税，他） | 314 |
| 合　計 | 4,234 |

## 4-3 保険薬局として必要な条件や設備

マーケティングの結果，薬局開設の予定地が決まり，資金の調達に目途が立ったとしても，薬局申請の手続きに関わる書類の準備から薬局開設の許可及び保険医療機関（薬局）としての認定を受けるには，各種申請手続きや認許可が必要となる．本節では，薬局の開設及び保険医療機関（薬局）の指定には「どのような許認可や申請等が必要なのか」について概説する．

### 4-3-1 薬局開設許可及び保険医療機関（薬局）指定の手続き

薬局の開設申請から許可までは通常数週間程度かかる．さらに，保険薬局の指定を受ける場合には，薬局開設許可証の写しを添付し，管轄地方厚生局へ保険医療機関（薬局）の指定について申請しなければならない．

以下に，薬局開設許可及び保険医療機関（薬局）の指定までの流れについて示す（図4.3）．

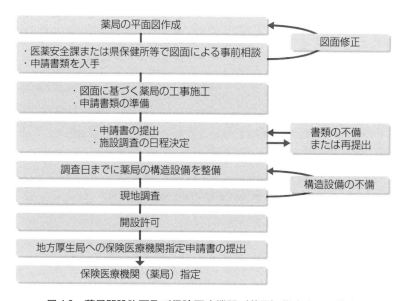

図4.3 薬局開設許可及び保険医療機関（薬局）指定までの流れ

申請書類としては，薬局開設許可申請書や薬局の構造概要，設備器具一覧表，営業時間等に関する薬局開設許可申請書一式，従事する薬剤師または登録販売者との使用関係証明書，薬剤師免許等の資格を証する書類の写し，診断書，手数料等が必要である．薬局開設の許可については，医薬品医療機器等法第4条において，「薬局は，その所在地の都道府県知事の許可を受けなければ，開設してはならない」と定められている．

別途，薬局開設時に必要となる主な許可申請については表4.4にまとめた．

表 4.4　薬局開設時に必要となる主な許可申請

| 許可申請 | 申請場所 |
| --- | --- |
| 薬局開設 | 保健所 |
| 保険医療機関（薬局）指定 | 管轄地方厚生局 |
| 麻薬小売業者の許可 | 保健所 |
| 労災保険薬局の指定 | 労働基準監督署 |
| 生活保護，身体障害者福祉法，児童福祉法による機関指定 | 福祉事業所 |
| 薬剤師会への入会 | 薬剤師会 |

　薬局開設の許可要件としては，大きく分けて，人的基準，構造設備基準，業務体制基準について厳しい基準を満たさなければならない．

　人的基準について表 4.5 に示す．構造設備基準としては，薬局の構造，面積，設備等に関して詳細な基準が設けられており（表 4.6），業務体制基準としては，勤務薬剤師等の業務を行う体制等について体制省令との適合状況の確認等を行う必要がある（表 4.7）．

　薬局の掲示物に関しては，第 5 章「保険薬局業務管理」にて述べる．

表 4.5　人的基準

申請者（申請者が法人の場合はその業務を行う役員を含む）が，次のいずれかに該当する場合は許可されないことがある．
・医薬品医療機器等法第 75 条 1 項の規定により許可を取り消され，取り消しの日から 3 年を経過していない．
・禁錮以上の刑に処せられ，その執行を終わり，又は執行を受けることがなくなった後，3 年を経過していない．
・医薬品医療機器等法，麻薬及び向精神薬取締法，毒物及び劇物取締法（昭和 25 年法律第 303 号）その他薬事に関する法令又はこれに基づく処分に違反し，その違反有為があった日から 2 年を経過していない．
・成年被後見人又は麻薬，あへん若しくは覚せい剤の中毒者．
・心身の障害により薬局開設者の業務を適正に行うことができないと厚生労働省令で定められたものに該当する．

表 4.6　構造設備基準（薬局等構造設備規則第 1 条）

薬局の構造設備の基準は，次のとおりとする．
1. 調剤された薬剤又は医薬品を購入し，又は譲り受けようとする者が容易に出入りできる構造であり，薬局であることがその外観から明らかであること．
4. 面積は，おおむね 19.8 平方メートルを有すること．
5. 医薬品を陳列，又は調剤した薬剤を交付する場所は 60 ルックス以上，調剤台の上では120 ルックス以上の明るさを有する．
9. イ　調剤室は，6.6 平方メートル以上の面積を有すること．

表 4.7 業務体制基準（薬局の業務を行う体制を定める省令第 1 条）

1. 薬局の開店時間内は，常時，当該薬局において調剤に従事する薬剤師が勤務していること．
2. 当該薬局において調剤に従事する薬剤師の員数が当該薬局における 1 日平均取扱処方せん数を 40 で除して得た数以上であること．
3. 要指導医薬品又は第一類医薬品を販売し，又は授与する薬局にあつては，要指導医薬品又は第一類医薬品を販売し，又は授与する営業時間内は，常時，当該薬局において医薬品の販売又は授与に従事する薬剤師が勤務していること．
12. 調剤の業務に係る医療の安全を確保するため，指針の策定，従業者に対する研修の実施その他必要な措置が講じられていること．

## 4-3-2 保険薬剤師の登録

保険薬剤師とは，保険薬局で保険調剤を行う薬剤師のことであり，保険薬局で保険調剤を行うためには，薬剤師免許の保持だけでなく，別途「保険薬剤師」としての登録が必要となる．

保険薬剤師の登録には，定められた申請様式に基づき，主に勤務する（予定の）保険薬局を管轄する厚生局事務所等に薬剤師本人が申請を行う．厚生局での受付日が保険薬剤師の登録日となる．厚生局において，申請された内容について確認がされた後，保険薬剤師登録票が交付される（図 4.4）．

保険薬局で勤務する場合には，入社時に必ず保険薬剤師の登録を指示される．しかしながら，病院の薬剤部等で勤務する場合には，保険薬剤師としての登録は必要ない．また，ドラッグストア等の薬店において薬剤師として働く場合にも保険薬剤師としての登録は必要ないが，調剤薬局併設型のドラッグストアの場合には登録が必要となる．

保険薬剤師が，登録している地方厚生局の管轄を越えて異動した際には，保険薬剤師本人が「管轄地方厚生局長変更届」を，転出前の厚生局事務所等へ提出する必要がある．また，保険薬剤師が登録を行った管轄地方厚生局内において都道府県を越えて異動した際にも，同様に「管轄地方厚生局内の管轄事務所等変更届」を，転出前の厚生局事務所等へ提出する必要がある．

結婚等により氏名が変わった場合には，「氏名変更届」を提出する．

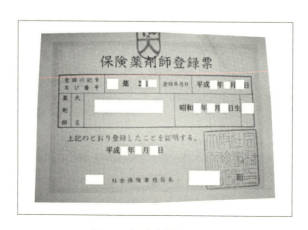

図 4.4 保険薬剤師登録票

# 第5章 保険薬局業務管理

　保険薬局における業務は，処方せん調剤業務，医薬品発注業務，薬歴簿作成業務，レセプト業務等と多岐にわたっている．なかでも，保険調剤業務は，保険診療の病院や診療所の保険医等が発行した処方せんに基づき，保険薬局の保険薬剤師が行う調剤のことを指し，薬局の日常業務の中心に位置づけられる．

　本章においては，処方せんの受付から会計，そして薬歴簿の作成に至る保険調剤業務の1日の流れと，医薬品の調剤，交付からレセプト業務までの流れ及び文書管理業務等に至る保険薬局業務管理についてそれぞれ概説する．

## 5-1 薬局における薬剤師業務全体の流れ

　薬局業務の概略について以下の図5.1に示す．これらいずれの業務についても，「薬局」とし

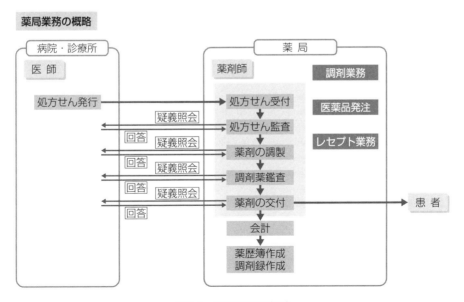

図 5.1　薬局業務の概略

て適切な運営を行っていくうえで必須の業務であり，管理者は日常的に適切な管理を継続して行っていく必要がある．これが薬局における「業務管理」にあたる．なお，本章において記述する「管理者」とは，薬局における，「薬局長」や「管理薬剤師」のことを指す．

本節では，それぞれの業務が薬局の業務管理上どのような意味合いを持つのかについて，以下の各項目において概説する．

### 5-1-1 調剤業務

調剤業務とは，医療機関の医師，歯科医師が発行した処方せんに基づいて単に薬を調製するというだけの業務ではなく，調剤の各工程に関わる薬剤師が，処方内容を正しく理解し，処方せんに基づいた正確な薬剤調製を行い，個々の患者の状態に合わせた適切な服薬指導を行う，これら一連の工程のすべてを含んでいる．また，薬剤師だけではなく，場合によっては看護師や事務員等を含むすべての薬局員が，適切な店舗運営を行ううえで重要な店舗ルールや調剤内規等の情報を共有するとともに，1つのチームとして相互に然るべき連携を図る必要がある．管理者としては，これら一連の業務が適切な流れとなっているか日頃から注視する必要がある．

以下の項目では，処方せんの受付から薬歴簿の作成までの流れに沿って，薬剤師業務を概説する．なお，本章においては，「保険調剤」を中心に記述することとし，一般用医薬品の販売及び管理等の詳細については第8章の「医薬品管理」で述べる．

### (1) 処方せん受付

処方せんの受付を行う際には，同時に被保険者証やお薬手帳の持参の有無等についても確認する（表5.1）．場合によっては，公費負担医療等に関する受給者証についても同様に確認する．公費負担医療制度については後述する．

またこれに加えて，服薬状況や残薬状況の確認及び後発医薬品（ジェネリック医薬品）の使用に関する患者の意向の確認等のタイミングについても，調剤を行う前の「処方せん受付時」とするよう，2014年の調剤報酬改定にて明確化された（表5.2，図5.2）．これにより，残薬の調整や後発医薬品を用いた調剤が円滑に実施されるようになっただけでなく，患者のリアルタイムでの体調変化等に基づき処方内容を確認することで，調剤に際し，より適切な判断が可能となっている．

なお，処方せんの使用期間については，特に記載のある場合を除き，交付の日を含めて4日以

表5.1　処方せんの確認（保険薬局及び保険薬剤師療養担当規則第3条）

（処方せんの確認）
第3条　保険薬局は，被保険者及び被保険者であつた者並びにこれらの者の被扶養者である患者から療養の給付を受けることを求められた場合には，その者の提出する処方せんが健康保険法第63条第3項各号に掲げる病院又は診療所において健康保険の診療に従事している医師又は歯科医師が交付した処方せんであること及びその処方せん又は被保険者証によつて療養の給付を受ける資格があることを確めなければならない．

内であることにも留意する(表5.3).

表 5.2　服薬状況等の確認のタイミングの明確化 ①

服薬状況ならびに残薬状況の確認及び後発医薬品の使用に関する患者の意向の確認のタイミングを，調剤を行う前の処方せん受付時とするよう見直す．
〈薬剤服用歴管理指導料の留意事項通知にて〉
　次の事項については，処方せんの受付後，薬を取りそろえる前に患者等に確認すること．
・患者の体質・アレルギー歴・副作用歴等の患者についての情報の記録
・患者またはその家族等からの相談事項の要点
・服薬状況
・残薬の状況の確認
・患者の服薬中の体調の変化
・併用薬等(一般用医薬品，医薬部外品及びいわゆる健康食品を含む)の情報
・合併症を含む既往歴に関する情報
・他科受診の有無
・副作用が疑われる症状の有無
・飲食物(現に患者が服用している薬剤との相互作用が認められているものに限る)の摂取状況等
・後発医薬品の使用に関する患者の意向

(厚生労働省，平成 26 年度診療報酬改定)

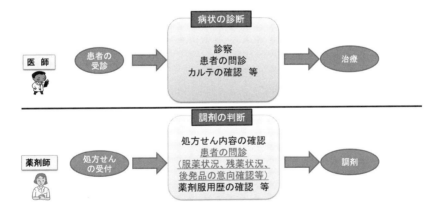

図 5.2　服薬状況等の確認のタイミングの明確化 ②
(厚生労働省，平成 26 年度診療報酬改定)

表 5.3　処方せんの使用期間（保険医療機関及び保険医療養担当規則第 20 条の 3，第 21 条の 3）

(処方せんの交付)
第 20 条の 3，第 21 条の 3　処方せんの使用期間は，交付の日を含めて 4 日以内とする．ただし，長期の旅行等特殊の事情があると認められる場合は，この限りでない．

## (2) 処方せん監査

　安全でかつ正確な調剤を行うためには，薬剤の調製を開始する前に処方せん監査をしっかりと行うことが必須である．

　確認すべき項目としては，「処方せんに記載された医薬品の用法や用量等の事項に不備がないか」，「禁忌や相互作用など処方内容に不都合が生じていないか」等様々であるが，大きく分けると，① 処方せんの法的要件及び記載事項の確認（表5.4）及び，② 処方薬に関する確認事項（表5.5）の２つに大別できる．

　処方せんの記載事項中，後発医薬品への変更（表5.4の6.）については，2012年に個々の医薬品に対する変更の可否についてチェックが可能な書式に変更された．図5.3に現行（2016年）の処方せん様式を示す．

　表5.4及び表5.5に含まれるすべての項目について，薬歴やお薬手帳等を用いて「薬学的観点」から総合的に情報の確認を行う必要がある．また，必要に応じて随時疑義照会を行い，疑問点を解決した後に次の調剤工程に移ることを徹底する必要がある（表5.6）．

　管理者は，疑義照会が円滑に行えるよう，疑義照会に関する運用ルール等について，あらかじめ主応需先医療機関と相談しておくことが望ましい．


**表5.4　処方せんの法的要件及び記載事項の確認**（調剤指針第十三改正）

（処方せんの法的要件及び記載事項の確認）
1. 患者の氏名，生年月日，性別等の患者に関する情報
2. 保険者番号，被保険者区分等，保険に関する情報
3. 発行医療機関，処方医に関する情報
4. 処方せん交付年月日及び使用期間
5. 処方欄における商標または一般名，剤型，含量（濃度），分量（1回量，1日量），用法，投与日数及び総量，以下余白の有無
6. 後発医薬品（ジェネリック医薬品）への変更がすべて不可の場合の署名，記名または押印
7. 麻薬を含む処方せんの必要事項（麻薬施用者番号，患者の住所）
8. 偽造処方せんでないことの確認


**表5.5　処方薬に関する確認事項**（調剤指針第十三改正）

（処方薬に関する確認事項）
1. 調製すべき薬剤の特定
2. 医薬品医療機器等法による承認内容との適合
3. 併用禁忌や配合変化に関する事項
4. 同種同効薬の併用
5. 投与期間に制限のある医薬品の投与期間の確認
6. 休薬期間のある医薬品の休薬・服薬期間の確認
7. 医薬品の特性（剤型，脂溶性・水溶性の別，半減期，代謝経路等）と患者背景
8. 特定薬剤（ハイリスク薬）（抗悪性腫瘍薬，免疫抑制薬，ジギタリス製剤等）
9. 最新の医薬品情報

# 処　方　せ　ん

（この処方せんは、どの保険薬局でも有効です。）

| 公費負担者番号 | | | | | | | | 保　険　者　番　号 | | | | | | | | |
|---|---|---|---|---|---|---|---|---|---|---|---|---|---|---|---|---|
| 公費負担医療<br>の受給者番号 | | | | | | | | 被保険者証・被保険<br>者手帳の記号・番号 | | | | | | | | |

<table>
<tr><td rowspan="3">患<br><br>者</td><td>氏　名</td><td colspan="3"></td><td colspan="3" rowspan="2">保険医療機関の<br>所在地及び名称<br>電　話　番　号<br>保　険　医　氏　名　　　　　　　　㊞</td></tr>
<tr><td>生年月日</td><td>明<br>大<br>昭<br>平</td><td>年　月　日</td><td>男・女</td></tr>
<tr><td>区　分</td><td colspan="2">被保険者</td><td>被扶養者</td><td>都道府県番号</td><td>点数表<br>番号</td><td>医療機関<br>コード</td></tr>
<tr><td>交付年月日</td><td colspan="3">平成　　年　　月　　日</td><td>処　方　せ　ん　の<br>使　用　期　間</td><td colspan="2">平成　　年　　月　　日</td><td>特に記載のある場合<br>を除き、交付の日を含<br>めて4日以内に保険薬<br>局に提出すること。</td></tr>
</table>

<table>
<tr><td rowspan="2">処<br><br><br>方</td><td>変更不可</td><td>［　個々の処方薬について、後発医薬品（ジェネリック医薬品）への変更に差支えがあると判断した場合<br>　には、「変更不可」欄に「✓」又は「×」を記載し、「保険医署名」欄に署名又は記名・押印すること。　］</td></tr>
<tr><td></td><td></td></tr>
</table>

| 備<br><br><br>考 | 保険医署名 | ［　「変更不可」欄に「✓」又は「×」を記載した<br>　場合は、署名又は記名・押印すること。　］ | |
|---|---|---|---|
| | 保険薬局が調剤時に残薬を確認した場合の対応（特に指示がある場合は「✓」又は「×」を記載すること。）<br>□保険医療機関へ疑義照会した上で調剤　　　　　　　□保険医療機関へ情報提供 | | |

| 調剤済年月日 | 平成　　年　　月　　日 | 公費負担者番号 | | | | | | | |
|---|---|---|---|---|---|---|---|---|---|
| 保険薬局の所在<br>地及び名称<br>保険薬剤師氏名 | ㊞ | 公費負担医療の<br>受給者番号 | | | | | | | |

**図 5.3　現行（2016 年）の処方せん様式**

（厚生労働省，平成 28 年度診療報酬改定）

表 5.6　疑義照会（薬剤師法第 24 条，医薬品医療機器等法施行規則第 11 条の 10）

【薬剤師法】

（処方せん中の疑義）
第 24 条　薬剤師は，処方せん中に疑わしい点があるときは，その処方せんを交付した医師，歯科医師又は獣医師に問い合わせて，その疑わしい点を確かめた後でなければ，これによって調剤してはならない．

【医薬品医療機器等法施行規則】

第 11 条の 10　薬局開設者は，その薬局で調剤に従事する薬剤師が処方せん中に疑わしい点があると認める場合には，その薬局で調剤に従事する薬剤師をして，その処方せんを交付した医師，歯科医師又は獣医師に問い合わせて，その疑わしい点を確かめた後でなければ，これによって調剤させてはならない．


## (3) 薬剤の調製

　薬剤の調製には，計数調剤，水剤・散剤・軟膏調剤，一包化調剤，注射剤の調製等が含まれる．医薬品の特性上の理由等により，いずれの薬局でも取扱い方がおおむね変わらない医薬品がある一方で，医療機関の調剤内規等に従った対応が応需薬局に求められる場合がある．このように医薬品によっては，施設ごとの運用ルールに基づいた調製が求められる．

　調剤内規の項目については，内服剤，外用剤，保管上の注意，特別な管理が必要な医薬品，疑義照会手順等が含まれる．主な項目について表 5.7 に示す．

　一包化調剤は，高齢者や身体的なハンディキャップ等を有するために錠剤等の包装からの取り出しが困難な場合や，薬の服用方法が複雑である等の理由にてアドヒアランスが低下するおそれがある場合等に行うが，医薬品によっては一包化調剤を避けることが望ましいものが存在する（表 5.8）．また，散剤の賦形は，年齢等によって一包あたりの重量が少量の場合など，その取扱いを容易にする目的等で行う行為であり，賦形剤として「乳糖」を用いることが多い．しかしながら，一部の医薬品及び患者において「乳糖」が好ましくない場合があり，その代替として「デンプン」を用いることがある．散剤においてデンプン賦形を行う対象医薬品，患者について表 5.9 に示す．

　これらの項目についてはあらかじめ調剤内規に規定し，局員へ周知しておくことにより，調製方法を統一しておく必要がある．また，店舗採用医薬品目が新たに追加される，調剤内規に変更が生じる等の場合は，管理者はすみやかに局員に周知すべきである．

　調剤誤り（インシデント）については，インシデント事例報告書（図 5.4）等を活用し，薬局内の朝礼等において局員への事例及び防止策の情報共有を行うことが再発防止に有効であるため，管理者はこれらに日々努める必要がある．安全管理及びリスクマネジメントの詳細については，第 10 章「安全管理」で詳述する．

第 5 章　保険薬局業務管理　　77

表 5.7　調剤内規の主な項目

| 内服剤 | 錠剤・カプセル剤 | 半錠予製品の取扱いがある薬品<br>一包化調剤方法（連続，反復）<br>一包化しない薬品<br>粉砕・脱カプセルしない薬品 |
| | 散剤 | 分包製剤品の取扱いがある薬品<br>賦形剤の種類<br>賦形の有無及び量（成人及び小児の場合の違い）<br>配合変化に注意が必要な薬品<br>分包速度の調整が必要な薬品 |
| | 内用液剤 | 特殊な調製が必要な薬品<br>長期処方時の調剤方法<br>配合変化に注意が必要な薬品<br>賦形剤の種類<br>賦形の有無及び量（整数値，投薬瓶の目盛） |
| 外用剤 | 軟膏 | 調剤方法（重量，すり切り）<br>混合予製品の取扱いがある薬品 |
| | 注射剤 | 取扱いがある注射剤（剤型，規格）<br>注射針の種類・払出単位<br>容器等付属品の種類<br>配合変化に注意が必要な薬品 |
| 保管上の注意 | | 交付時に遮光・防湿・冷所保管などが必要な薬品 |
| 特別な管理が<br>必要な医薬品 | | 麻薬，取扱いがある第一種，第二種向精神薬，毒薬，その他注意が必要な医薬品 |
| 疑義照会手順 | | 問い合わせ窓口，方法（電話・FAX） |

表 5.8　一包化調剤を避けることが望ましい対象医薬品例

・麻薬・覚せい剤原料
・光に不安定な医薬品
・湿度に不安定な医薬品（デパケン® 錠など）
・症状に応じて自己調節する医薬品（下剤など）

表 5.9　デンプン賦形を行う対象医薬品，患者

・ネオフィリン末（アミノフィリン）
・イスコチン末（イソニアジド）
・ネオイスコチン末（イソニアジドメタンスルホン酸ナトリウム）
・乳糖不耐症患者
・乳糖アレルギー患者
・糖尿病患者（乳糖で賦形する場合もある）

# 薬局版インシデント事例報告書

報告日：　　　　年　　　　月　　　　日

報告者名：

1．日常業務の中でヒヤリとしたりハッとした事例で、再発防止のため薬局内で改善措置を講ずる必要があると思われるもの、他の薬剤師の業務の参考となるものを、本報告書により管理薬剤師〇〇（または医薬品安全管理責任者〇〇）まで報告してください。

2．本報告は同様の事例の再発防止を目的とするものであり、本報告により当事者を評価・処罰することはありません。

| A：インシデント事例の発生日時 | 平成　　年　　月　　日（　曜日）午前・午後　　時　　分頃 | | |
|---|---|---|---|
| B：気づいた時点 | 調剤時　　鑑査時　　薬剤交付時　　その他（　　　　　） | | |
| C：インシデント事例の内容 | | | |
| | □　1．錠剤・カプセル剤の計数の誤り | □　8．他薬・異物等の混入 | |
| | □　2．散剤・液剤の秤量・計量の誤り | □　9．調剤漏れ | |
| | 　　　（倍散の計算間違い等を含む） | □　10．交付漏れ | |
| | □　3．同じ医薬品の規格の誤り | □　11．薬袋の入れ間違い | |
| | □　4．他薬を調剤 | □　12．交付相手の間違い | |
| | □　5．禁忌、相互作用等の見落とし | □　13．薬剤情報提供文書・薬袋の記載ミス | |
| | □　6．処方せんの記載ミスに気づかず調剤 | □　14．服薬指導の誤り | |
| | □　7．一包化の間違い | □　15．その他（　　　　　　　　） | |
| D：インシデント事例の対象となった医薬品（規格等を含めて記載） | 正： | | |
| | 誤： | | |
| E：インシデント事例の原因・背景 | | | |
| F：再発防止策・改善策 | （再発防止のために薬局内で取るべき措置・改善策等があれば記入のこと） | | |

日薬版0703

図5.4　インシデント事例報告書

（日本薬剤師会，平成19年3月薬局における医療安全管理指針のモデル）

## (4) 調剤薬鑑査

調剤薬鑑査は，患者に薬剤を交付する前の最終点検にあたる業務であり，処方せんや薬歴等の患者情報に基づき，調剤薬の照合及び処方内容の再確認を正確に行う必要がある．特に，抗悪性腫瘍剤や抗てんかん薬などの特定薬剤（ハイリスク薬）には，治療域が狭いものや重大な副作用を引き起こす可能性が高い薬剤が含まれているため，これらの鑑査には特に注意を払う必要がある（表5.10）．

表5.10 投与時に特に注意が必要と考えられる薬剤

① 抗悪性腫瘍剤
② 免疫抑制剤*
③ 不整脈用剤*
④ 抗てんかん薬*
⑤ 血液凝固阻止剤
⑥ ジギタリス製剤*
⑦ テオフィリン製剤*
⑧ 精神神経用剤（SSRI，SNRI，抗パーキンソン薬を含む)*
⑨ 糖尿病用剤
⑩ 膵臓ホルモン剤
⑪ 抗HIV剤

*：特定薬剤治療管理料対象薬剤（TDM対象薬剤）を含む

（日本薬剤師会，平成23年4月薬局におけるハイリスク薬の薬学的管理指導に関する業務ガイドライン（第2版））

## (5) 薬剤の交付

薬剤の交付及び服薬指導は，患者に正しく薬を服用してもらうために非常に重要な業務である．これが適切に遂行されなければ，患者にとって十分な治療が行われない可能性があるだけでなく，患者の生命に関わる重大な事態を引き起こしかねないことを認識すべきである．

以下に，基本的な薬剤の交付手順について示す．

① 薬剤交付前の準備
　・処方せん内容及び薬歴等の患者情報の確認
　・服薬指導計画の立案
　・患者との会話の目的（問題点）を明確に設定
　　↓
② 患者呼び出し
　・服薬指導前に必ず患者氏名をフルネームで確認
　・挨拶，自己紹介
　　↓
③ 患者情報の確認
　・服薬状況の確認
　・体調変化及び副作用の有無の確認

・他科受診，併用薬，薬効に影響を及ぼす飲食物等の有無の確認
　　↓
④ 服薬指導の実施
　・① 及び ③ を踏まえたうえで，患者にわかりやすい言葉で服薬指導
　・診察時の医師との会話内容の確認と指導
　・服薬変更点等の説明
　・処方内容について理解できているか，服薬に不安になっていないか等の確認
　　↓
⑤ 会計へ誘導
　・会計に時間がかかる場合には，一度イスへ掛けていただく


## 5-1-2 会計業務

　会計業務は，正確な調剤から適切な服薬指導へと進んできた患者と最後に接する業務であり，そこでの接遇が薬局の印象度を左右してしまうため，社会人としてのマナーや対応が求められる．薬剤師は薬を渡すことだけでなく，接客や金銭のやりとりにおいても適切に対応しなくてはならない．
　以下に基本的な会計の手順について示す．

### (1) 基本的な会計の手順
　服薬指導(①)後に，指導した内容等に基づき指導料や加算の後算定を行う(②)．レジにて会計の精算を行う(③)．釣り銭，領収証，明細書をお渡し(④)．挨拶およびお見送りを行う(⑤)．

① 服薬指導
　　↓
② 後算定
　・薬剤服用歴管理指導料
　・特定薬剤管理指導加算
　・乳幼児服薬指導加算
　・かかりつけ薬剤師指導料
　　等を算定
　　↓
③ 会計
　・レジにて患者呼び出し
　・必ず氏名をフルネームで確認
　　↓
④ 釣り銭，領収証，明細書のお渡し
　　↓

⑤ 挨拶及びお見送り

　この際に，指導料や加算の算定誤りには十分注意が必要である．また，紙幣や硬貨の数え誤りやレジ操作のミス等にも注意を払う必要がある．金銭のトラブルは，単に患者へ迷惑を掛けるということだけではなく，時間を掛けて構築してきた患者と薬局との信頼関係を一瞬で損なう要因ともなり得る．また，領収証や明細書の内容については患者から問い合わせを受けることもあるため，その内容については事前に局員へ周知しておきたい．

　無事に会計が済んだら，患者の目を見て笑顔で挨拶とお見送りを行いたい．

　管理者は，これら一連の業務手順が適切に行われているか，患者トラブルが発生していないか等について常に配慮し，局員との情報共有を図る必要がある．また，調剤報酬の改定時や店舗における管理料等に変更が生じる場合においては，会計マスタシステムの変更等について対応するとともに，変更点について局員への周知を徹底する必要がある．


## 5-1-3 薬歴簿・調剤録作成業務

### (1) 薬歴簿の作成
　患者の薬物治療に関わる情報について経時的に記録する「薬のカルテ」に相当するものが薬歴簿（薬剤服用歴管理簿）である．薬歴簿の作成は，薬剤の交付が完了した後，原則的に当日のうちに，すみやかに行うことが望ましい．

　薬歴の管理は，医薬品医療機器等法や薬剤師法で定められているものではなく，健康保険法上の算定要件として保険薬局及び保険薬剤師療養担当規則（薬担規則）に記載されている（表5.11）．

　また，詳細は次節 5-2「保険調剤業務」にて述べるが，患者情報や服薬指導の内容等の薬歴簿への適切な記録が，各種薬学管理料等の算定要件ともなるため，管理者は局員の記載した薬歴簿の内容を定期的に確認するとともに，必要に応じて局員へ指導することが求められる．

表 5.11　調剤の一般的方針（保険薬局及び保険薬剤師療養担当規則）

| |
|---|
| （調剤の一般的方針）<br>第8条　保険薬局において健康保険の調剤に従事する保険薬剤師は，保険医等の交付した処方せんに基いて，患者の療養上妥当適切に調剤並びに薬学的管理及び指導を行わなければならない．<br>2　保険薬剤師は，調剤を行う場合は，患者の服薬状況及び薬剤服用歴を確認しなければならない． |


### (2) 調剤録の記載及び整備
　調剤録の記載及び整備に関しては，薬剤師法，保険薬局及び保険薬剤師療養担当規則により表5.12のように規定されている．

　なお，処方せん・調剤録・薬歴の「保存・管理」については 5-4-1「処方せん・調剤録・薬歴

表 5.12 調剤録の記載及び整備（薬剤師法，保険薬局及び保険薬剤師療養担当規則）

**【薬剤師法】**

（調剤録）
第28条　薬局開設者は，薬局に調剤録を備えなければならない．
2. 薬剤師は，薬局で調剤したときは，調剤録に厚生労働省令で定める事項を記入しなければならない．ただし，その調剤により当該処方せんが調剤済みとなつたときは，この限りではない．

**【保険薬局及び保険薬剤師療養担当規則】**

（調剤録の記載及び整備）
第5条　保険薬局は，第10条の規定による調剤録に，療養の給付の担当に関し必要な事項を記載し，これを他の調剤録と区別して整備しなければならない．

（調剤録）
第10条　保険薬剤師は，患者の調剤を行つた場合には，遅滞なく，調剤録に当該調剤に関する必要な事項を記載しなければならない．

の保存・管理」の項にて述べる．

## 5-2 保険調剤業務

前節5-1において「薬局における薬剤師業務全体の流れ」について概説した．本節では，これら薬剤師業務の内容が，保険調剤業務としてどのような報酬内容となっているかについて具体的に述べる．

保険調剤業務は，保険薬局において中心となる業務の1つであり，その対価として得ることができる調剤報酬は保険薬局の収益を支える根幹となっているものである．管理者は，保険調剤業務の内容とそれにより発生する調剤報酬の関係について十分に理解し，保険調剤業務が適切に行えるよう配慮する必要がある．

### 5-2-1 診療（調剤）報酬とは

診療（調剤）報酬とは，保険医療機関及び保険薬局が保険医療サービスに対する対価として保険者から受け取る報酬のことをいう．このうち，保険調剤に係わる費用を「調剤報酬」といい，厚生労働大臣が中央社会保険医療協議会（中医協）の議論を踏まえ決定する「診療（調剤）報酬点数表」によって算出する（表5.13）．

診療（調剤）報酬点数表では，① 物の価格評価（医薬品については薬価基準で厚生労働大臣が価格を定める）及び② 技術・サービスの評価を点数化して評価する．点数表の種類として「医科」，「歯科」，「調剤」の3つがある．

表 5.13　療養の給付に関する費用（健康保険法第 76 条）

（療養の給付に関する費用）
第 76 条　保険者は，療養の給付に関する費用を保険医療機関又は保険薬局に支払うものとし，保険医療機関又は保険薬局が療養の給付に関し保険者に請求することができる費用の額は，療養の給付に要する費用の額から，当該療養の給付に関し被保険者が当該保険医療機関又は保険薬局に対して支払わなければならない一部負担金に相当する額を控除した額とする．
2　前項の療養の給付に要する費用の額は，厚生労働大臣が定めるところにより，算定するものとする．

なお，診療（調剤）報酬は，2 年ごとに改定される．

### 5-2-2　保険診療の概念

保険診療の概念図を図 5.5 に示す．被保険者（患者）は，① 医療保険者（市町村や健康保険組合等）に保険料（掛金）を支払うことで，② 保険医療機関等（病院，診療所，調剤薬局等）において保険診療サービス（療養の給付）を受けることができる．その際に被保険者は，受けた診療サービスの対価として，③ 一部負担金を支払う．一部負担金については，被保険者（患者）の加入する医療保険の給付率に応じて，また公費負担医療の規定に基づいて徴収される．

具体的な診療報酬は，原則として医療行為ごとに，それぞれの項目に対応した点数が加えられ，1 点の単価を 10 円として計算される（いわゆる「出来高払い制」）．例えば，盲腸で入院した場合，初診料，入院日数に応じた入院料，盲腸の手術代，検査料，薬剤料と加算され，保険医療機関は，その合計額から患者の一部負担金を差し引いた額を審査支払機関に ④ 診療報酬として請求することにより，審査支払機関から ⑦ 診療報酬の支払いを受け取ることになる．

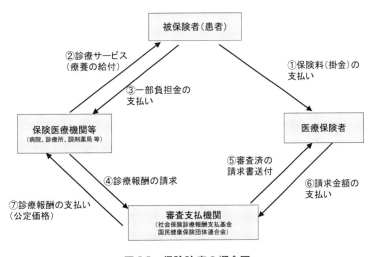

図 5.5　保険診療の概念図
（厚生労働省，我が国の医療保険について）

別途，審査支払機関は医療保険者に⑤審査済の請求書の送付を行い，医療保険者は⑥請求金額の支払いを行う．

### 5-2-3 調剤報酬の仕組み

調剤報酬は調剤技術料，薬学管理料，薬剤料及び特定保険医療材料料の4節から成っている．また，調剤技術料は，調剤基本料，調剤料及び各種加算から構成されている（図5.6）．

2016年における調剤報酬点数表を表5.14に示すとともに，主な項目の詳細について記述する．

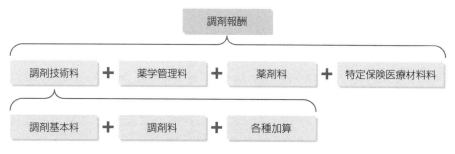

図5.6　調剤報酬の仕組み

表5.14　調剤報酬点数表

《調剤技術料》

| 項　目 | 要件，算定上限 | 点　数 |
|---|---|---|
| 調剤基本料<br>① 調剤基本料1（調剤基本料4） | 処方せん受付1回につき<br>② または ③ 以外 | 41点（妥結率50％以下：31点） |
| ② 調剤基本料2（調剤基本料5） | 処方せん受付回数及び集中率が，次のいずれかに該当<br>　イ）月4,000回超かつ集中率70％超<br>　ロ）月2,000回超かつ集中率90％超<br>　ハ）特定の保険医療機関に係る処方せんが月4,000回超 | 25点（妥結率50％以下：19点） |
| ③ 調剤基本料3（特別調剤基本料）<br>※届出を行っていない保険薬局は特別調剤基本料 | 同一法人グループ内の処方せんの合計が月40,000回超かつ次のいずれかに該当<br>　イ）集中率95％超<br>　ロ）特定の保険医療機関と不動産の賃貸借関係あり | 20点（妥結率50％以下：15点） |
| 分割調剤（長期保存の困難性等）<br>　〃　（後発医薬品の試用） | 1分割調剤につき（1処方せんの2回目以降）<br>1分割調剤につき（1処方せんの2回目のみ） | 5点<br>5点 |
| 基準調剤加算 |  | 32点 |
| 後発医薬品調剤体制加算1<br>後発医薬品調剤体制加算2 | 後発医薬品の調剤数量が65％以上の場合<br>後発医薬品の調剤数量が75％以上の場合 | 18点<br>22点 |

表 5.14 （つづき）

| 項　目 | 要件，算定上限 | 点　数 |
|---|---|---|
| 調剤料 | | |
| 　内服薬　14日分以下の場合<br>　　　　　（1～7日目の部分） | | 5点/1日分 |
| 　　　　　14日分以下の場合<br>　　　　　（8～14日目の部分） | | 4点/1日分 |
| 　　　　　15～21日分の場合 | 1剤につき，3剤分まで | 70点 |
| 　　　　　22～30日分の場合 | | 80点 |
| 　　　　　31日以上の場合 | | 87点 |
| 　屯服薬 | | 21点 |
| 　浸煎薬 | 1調剤につき，3調剤分まで | 190点 |
| 　湯薬　7日分以下の場合 | | 190点 |
| 　　　　8～28日分の場合<br>　　　　（1～7日目の部分） | | 190点 |
| 　　　　8～28日分の場合<br>　　　　（8～28日目の部分） | 1調剤につき，3調剤分まで | 10点/1日分 |
| 　　　　29日分以上の場合 | | 400点 |
| 　注射薬 | | 26点 |
| 　外用薬 | 1調剤につき，3調剤分まで | 10点 |
| 　内服用滴剤 | 1調剤につき | 10点 |
| 嚥下困難者用製剤加算 | ※内服薬のみ | 80点 |
| 一包化加算　42日分以下の場合 | ※内服薬のみ | 32点/7日分 |
| 　　　　　　43日分以上の場合 | | 220点 |
| 無菌製剤処理加算 | ※注射薬のみ | |
| 　中心静脈栄養法用輸液 | 6歳以上，成人 | 65点/1日分 |
| 　　　　　〃 | 6歳未満の乳幼児 | 130点/1日分 |
| 　抗悪性腫瘍剤 | 6歳以上，成人 | 75点/1日分 |
| 　　　　　〃 | 6歳未満の乳幼児 | 140点/1日分 |
| 　麻薬 | 6歳以上，成人 | 65点/1日分 |
| 　　　　　〃 | 6歳未満の乳幼児 | 130点/1日分 |
| 麻薬等加算（麻薬，向精神薬，<br>覚せい剤原料，毒薬） | 1調剤につき | 70点，8点，<br>8点，8点 |
| 自家製剤加算（内服薬） | 1調剤につき | |
| 　錠剤，丸剤，カプセル剤，<br>　　　散剤，顆粒剤，エキス剤 | | 20点/7日分 |
| 　液剤 | | 45点 |
| 自家製剤加算（屯服薬） | 1調剤につき | |
| 　錠剤，丸剤，カプセル剤，<br>　　　散剤，顆粒剤，エキス剤 | | 90点 |
| 　液剤 | | 45点 |
| 自家製剤加算（外用薬） | 1調剤につき | |
| 　錠剤，トローチ剤，軟・硬膏剤，<br>　　パップ剤，リニメント剤，坐剤 | | 90点 |
| 　点眼剤，点鼻・点耳剤，浣腸剤 | | 75点 |

表 5.14 （つづき）

| 項　目 | 要件，算定上限 | 点　数 |
|---|---|---|
| 　液剤 | 1 調剤につき　※内服薬・屯服薬・外用薬 | 45 点 |
| 計量混合調剤加算 | | |
| 　液剤 | | 35 点 |
| 　散剤，顆粒剤 | | 45 点 |
| 　軟・硬膏剤 | | 80 点 |
| 時間外等加算（時間外，休日，深夜） | 基礎額＝調剤基本料＋調剤料＋施設基準関係加算 | 基礎額の 100％，140％，200％ |
| 夜間・休日等加算 | 処方せん受付 1 回につき | 40 点 |
| 在宅患者調剤加算 | 処方せん受付 1 回につき | 15 点 |

《薬学管理料》

| 項　目 | 要件，算定上限 | 点　数 |
|---|---|---|
| 薬剤服用歴管理指導料 | 処方せん受付 1 回につき | |
| ① 6 か月以内に再来局かつ手帳による情報提供あり | ※調剤基本料 1 または調剤基本料 4 の場合のみ適用 | 38 点 |
| ② ①または③以外 | | 50 点 |
| ③ 特別養護老人ホーム入所者 | | 38 点 |
| 　麻薬管理指導加算 | | 22 点 |
| 　重複投薬・相互作用等防止加算 | | 30 点 |
| 　特定薬剤管理指導加算 | | 10 点 |
| 　乳幼児服薬指導加算 | | 10 点 |
| かかりつけ薬剤師指導料 | 処方せん受付 1 回につき | 70 点 |
| 　麻薬管理指導加算 | | 22 点 |
| 　重複投薬・相互作用等防止加算 | | 30 点 |
| 　特定薬剤管理指導加算 | | 10 点 |
| 　乳幼児服薬指導加算 | | 10 点 |
| かかりつけ薬剤師包括管理料 | 処方せん受付 1 回につき | 270 点 |
| 服薬情報等提供料 | 保険医療機関からの求めの場合は月 1 回まで | 20 点 |
| 外来服薬支援料 | 月 1 回まで | 185 点 |
| 在宅患者訪問薬剤管理指導料 | 月 4 回（末期の悪性腫瘍の患者等の場合は週 2 回かつ月 8 回）まで | |
| ① 同一建物居住者以外 | 保険薬剤師 1 人につき週 40 回まで | 650 点 |
| ② 同一建物居住者 | | 300 点 |
| 　麻薬管理指導加算 | | 100 点 |
| 在宅患者緊急訪問薬剤管理指導料 | 月 4 回まで | 500 点 |
| 　麻薬管理指導加算 | | 100 点 |
| 在宅患者緊急時等共同指導料 | 月 2 回まで | 700 点 |
| 　麻薬管理指導加算 | | 100 点 |
| 在宅患者重複投薬・相互作用等防止管理料 | | 30 点 |

第5章 保険薬局業務管理 87

表5.14 （つづき）

| 項　目 | 要件，算定上限 | 点　数 |
|---|---|---|
| 退院時共同指導料 | 入院中1回（末期の悪性腫瘍の患者等の場合は入院中2回）まで | 600点 |

《薬剤料》

| 項　目 | 要件，算定上限 | 点　数 |
|---|---|---|
| 使用薬剤料<br>（所定単位につき15円以下の場合） | 調剤料の所定単位につき | 1点 |
| 使用薬剤料<br>（所定単位につき15円を超える場合） | 調剤料の所定単位につき | 10円またはその端数を増すごとに1点 |

《特定保険医療材料料》

| 項　目 | 要件，算定上限 | 点　数 |
|---|---|---|
| 特定保険医療材料 | 厚生労働大臣が定めるものを除く | 材料価格を10円で除して得た点数 |

（厚生労働省，平成28年度診療報酬改定）

### (1) 調剤基本料

　調剤基本料とは，薬局の処方せん応需状況に応じて算出される報酬のことである．調剤基本料を算定しなければ，その加算である基準調剤加算や後発医薬品調剤体制加算は算定することができない．調剤基本料は，処方せんの応需状況に応じた算定要件を満たしている区分に該当する点数を，その薬局で応需するすべての処方せんについて算定することができる．

1）後発医薬品調剤体制加算

　後発医薬品調剤体制加算は，薬局における後発医薬品の調剤数量の占める割合が一定の割合を超える場合において，その状況に応じた算定要件を満たしている区分に該当する点数を，その薬局で応需するすべての処方せんで調剤基本料に加えて算定することができる．

2）基準調剤

　基準調剤加算とは，別に厚生労働大臣が定める施設基準に適合しているものとして地方厚生局長等に届け出た保険薬局において調剤した場合に，32点を加算する．

### (2) 調剤料

　調剤料とは，薬剤の種類（内服薬，屯服薬，外用薬，注射薬など）や日数に応じて算出される報酬のことである．

1）内服薬

　内服薬の調剤料は，1剤につき，14日目以下の場合，7日目以下の部分は5点/1日，8日目以上の部分は4点/1日を算定する．15日以上21日以下の場合は，70点を算定する．22日以上30

日以下の場合は，80点を算定する．31日以上の場合は，87点を算定する．ただし，服用時点が同一であるものについては，投与日数にかかわらず3剤分まで算定できる．なお，「剤」とは，服用方法が同一のもののことである．

2）屯服薬

屯服薬の調剤料は，調剤数・日数によらず，1処方せんに対して1回21点を算定する．

3）注射薬

注射薬の調剤料は，調剤数・日数によらず，1処方せんに対して1回26点を算定する．注射薬のうち薬局で支給できるものは，在宅医療における自己注射等のために投与される薬剤であって，別途厚生労働大臣の定める注射薬に限る．

4）外用薬

外用薬の調剤料は，1調剤につき10点，3調剤分まで算定できる．なお，「調剤」とは，内服薬・屯服薬においては服用方法と日数が同一のもの，外用薬においては薬の種類ごとのことをいう．

5）内服用液剤

内服用液剤の調剤料は，1調剤につき10点を算定する．内服用液剤の調剤料は内服薬の調剤料とは別に算定できる．

## (3) 薬学管理料

薬学管理料とは，その時点における個々の患者の状態等を考慮して，当該患者に服薬指導等を行う場合に算定できる報酬のことである．

1）薬剤服用歴管理指導料

薬剤服用歴管理指導料とは，患者またはその家族等と対話することにより，当該患者の服薬状況，服薬期間中の体調の変化，残薬の状況等の情報を収集し，その要点を薬剤服用歴に記録するとともに，これに基づき，投与される薬剤の適正使用のために必要な服薬指導を行うことにより算定できる報酬のことである．処方せん受付1回につき，①6か月以内に再来局かつお薬手帳による情報提供あり（ただし，調剤基本料1または調剤基本料4の場合のみ適用）の場合38点，②①または③以外の場合50点，③特別養護老人ホーム入所者の場合38点を算定する．

薬剤服用歴の記録は，患者情報を集積したものであり，適切な服薬指導を行うためには必要不可欠なものである．また，薬剤服用歴の記録は，調剤報酬請求の根拠となる記録となるため，管理者はその記載内容について算定要件を満たす内容となっているかどうか定期的に確認する必要がある．

1　麻薬管理指導加算

麻薬を調剤した場合であって，麻薬の服用に関し，その服用及び保管の状況，副作用の有無等について患者に確認し，必要な薬学的管理及び指導を行ったときは，所定点数に22点を加算する．

麻薬管理指導加算は，当該患者またはその家族等に対して，電話等により定期的に，投与される麻薬の服用状況，残薬の状況及び保管状況について確認し，残薬の適切な取扱い方法も含めた保管取扱い上の注意等に関し必要な指導を行うとともに，麻薬による鎮痛等の効果や副作用の有無の確認を行い，必要な薬学的管理指導を行った場合に算定する．

指導の要点は，薬剤服用歴に記録すること．

## 2　重複投薬・相互作用等防止加算

薬剤服用歴に基づき，重複投薬，相互作用の防止の目的で，処方せんを交付した保険医に対して照会を行い，処方に変更が行われた場合は30点を所定点数に加算する．

## 3　特定薬剤（ハイリスク薬）管理指導加算

特に安全管理が必要な医薬品として別に厚生労働大臣が定めるものを調剤した場合であって，当該医薬品の服用に関し，その服用状況，副作用の有無等について患者に確認し，必要な薬学的管理及び指導を行った時には，所定点数に10点を加算する．

複数の特定薬剤が処方されている場合は，処方されている特定薬剤のすべての指導を行うことが算定要件であり，一部のみの特定薬剤の指導による算定は認められない．

## 4　乳幼児服薬指導加算

6歳未満の乳幼児に係る調剤に際して必要な体重等の情報を直接患者またはその家族等に確認したうえで，患者またはその家族等に対し，服用に関して必要な指導を行い，かつ，当該指導の内容等を手帳に記載した場合には，所定点数に10点を加算する．

## 2）かかりつけ薬剤師指導料

かかりつけ薬剤師指導料とは，別に厚生労働大臣が定める施設基準に適合しているものとして地方厚生局長等に届け出た保険薬局において，当該施設基準に規定する要件を満たした保険薬剤師が患者の同意を得て，必要な指導等を行った場合に，処方せん受付1回につき70点を算定する．

## 3）在宅患者訪問薬剤管理指導料

在宅患者訪問薬剤管理指導料とは，あらかじめ在宅患者訪問薬剤管理指導を行う旨を地方厚生局長に届け出ている保険薬局において，「1」については，在宅で療養を行っている患者（当該患者と同一の建物に居住する他の患者に対して当該保険薬局が同一日に訪問薬剤管理指導を行う場合の当該患者（以下「同一建物居住者」という）を除く）であって通院が困難なものに対して，「2」については，在宅で療養を行っている患者（同一建物居住者に限る）であって通院が困難なものに対して，医師の指示に基づき，保険薬剤師が薬学的管理指導計画を策定し，患家を訪問して，薬学的管理及び指導を行った場合に，「1」と「2」を合わせて患者1人につき月4回（末期の悪性腫瘍の患者及び中心静脈栄養法の対象患者については，週2回かつ月8回）及び「1」と「2」を合わせて保険薬剤師1人につき週40回に限り算定することができる報酬のことである．

1 同一建物居住者以外の場合……650 点

2 同一建物居住者の場合…………300 点

## (4) 薬剤料

　薬剤料とは，薬価を点数化したもののことをいう．処方薬の薬価を用いて算出し，単位薬剤料（点数）とする．ただし，1 剤における単位薬剤料は，1 日分の薬価より算出した額が，15 円以下の場合は 1 点，15 円を超える場合，10 円またはその端数を増すごとに 1 点を加える（五捨五超入）．

　実際に計算例を用いて確認してほしい（表 5.15）．解答は表 5.16 に示す．

表 5.15　薬剤料の計算例

| 以下の薬剤料を計算せよ． | | | | | |
| --- | --- | --- | --- | --- | --- |
| Rp.1 | レンドルミン®錠 0.25 mg | 1 錠 | 1 日 1 回 | 就寝前 | 14 日分（24.3 円／錠） |
| Rp.2 | マイスリー®錠 10 mg | 1 錠 | 1 日 1 回 | 就寝前 | 14 日分（65.0 円／錠） |
| Rp.3 | アムロジン®錠 5 mg | 1 錠 | 1 日 1 回 | 朝食後 | 14 日分（47.6 円／錠） |
| Rp.4 | ペリアクチンシロップ 0.04% | 2 mL | 1 日 3 回 | 毎食後 | 7 日分（17.1 円／10 mL） |
| | ムコダイン®シロップ 5% | 7 mL | 1 日 3 回 | 毎食後 | 7 日分（6.0 円／1 mL） |

表 5.16　薬剤料の計算例（解答）

解答

● Rp.1 と Rp.2 は同一用法のため合わせて 1 剤として計算する．
　・1 日分の薬価……1 錠×24.3 円＋1 錠×65.0 円＝89.3 円
　・点数に換算（1 点は 10 円）……89.3 円÷10＝8.93 点
　・小数点以下が 5 を超えるため切り上げ（五捨五超入）……9 点
　・単位薬剤料（1 日分の点数×日数）……9 点×14 日分＝<u>126 点</u>

● Rp.3 は同一用法が他にないため単独で 1 剤として計算する．
　・1 日分の薬価……1 錠×47.6 円＝47.6 円
　・点数に換算（1 点は 10 円）……47.6 円÷10＝4.76 点
　・小数点以下が 5 を超えるため切り上げ（五捨五超入）……5 点
　・単位薬剤料（1 日分の点数×日数）……5 点×14 日分＝<u>70 点</u>

● Rp.4 は同一用法のため合わせて 1 剤として計算する．
　・1 日分の薬価……2 mL×1.71 円＋7 mL×6.0 円＝45.42 円
　・点数に換算（1 点は 10 円）……45.42 円÷10＝4.542 点
　・小数点以下が 5 を超えるため切り上げ（五捨五超入）……5 点
　・単位薬剤料（1 日分の点数×日数）……5 点×7 日分＝<u>35 点</u>

⇒ 126 点＋70 点＋35 点＝231 点が薬剤料となる．

## 5-3 診療報酬・調剤報酬業務（レセプト業務）

　レセプトとは，被保険者（患者）が受けた保険診療について，医療機関が保険者（市町村や健康保険組合等）に請求する医療報酬の明細書のことである．医科・歯科の場合には診療報酬明細書，薬局における調剤の場合には調剤報酬明細書という．

　前節で述べた日々の保険調剤業務について調剤報酬点数を算出し，原則的に当月分のレセプトの提出を翌月の初め（5日もしくは10日まで）に行う流れとなる．

　レセプト請求が正確に行われない場合，審査支払機関からの報酬の支払いに遅れが生じるため，管理者は作成したレセプト内容に不備がないか十分に確認した後に請求を行う必要がある．

### 5-3-1 レセプト

#### (1) 概　要

　レセプトは，医療機関が被保険者（患者）ごとに月単位で作成する（ただし，薬局において，同一被保険者（患者）に対して同一月に複数の医療機関が発行した処方せんに基づいた調剤を行った場合は，その発行元の医療機関ごとに分けて作成する）（表5.17）．医療機関はレセプトを作成後，国民健康保険及び後期高齢者医療制度の被保険者の場合，都道府県ごとに設立されている国民健康保険団体連合会へ，社会保険の被保険者の場合，社会保険診療報酬支払基金へ提出する．レセプトは，それぞれの支払機関での審査を経由して，最終的に保険者（市町村や健康保険組合等）に送られる．

表5.17　レセプトとは

・医療保険負担分の料金を，医療機関が保険者に請求するための書類のことである．
・医科・歯科の場合には診療報酬明細書，調剤の場合には調剤報酬明細書を指す．
・1か月単位で被保険者ごと，医療機関ごとに請求する．
・点数で計算する．
・国民健康保険及び後期高齢者医療制度の被保険者の場合，都道府県ごとに設立されている国民健康保険団体連合会へ，社会保険の被保険者の場合，社会保険診療報酬支払基金へ提出する．

　当月診療分のレセプトの提出日が翌月5日か10日（国保連扱いの場合は翌月5日，社会保険の場合は翌月10日）と定められており，多くの医療機関では，この日を基準にレセプト作業を行う．レセプトに何らかの不備がある場合や存在しない被保険者の請求がなされた場合等においては，レセプトが医療機関に返戻されたり，請求点数が減点されるといった措置がとられることがある．

#### (2) 構　成

　診療報酬明細書には，患者氏名，性別，生年月日といった個人情報，患者の健康保険加入情

報，請求元の医療機関名，診療科，傷病名，診療月に行った処置，手術，検査，画像診断，リハビリ，注射，投薬等の診療行為が点数で記載されており，被保険者ごとに医療機関が月単位で作成する．診療行為ごとに診療報酬点数が決められており，医療機関はこの点数を合算して，保険者に医療費を請求する．なお，診療報酬を請求するには，傷病名がなくては請求することができない．検査等の場合においては，「〜の疑い」と被疑傷病名を記入する．

調剤報酬明細書（手書き）の書式について図5.7に示すとともに，調剤報酬明細書に関する主

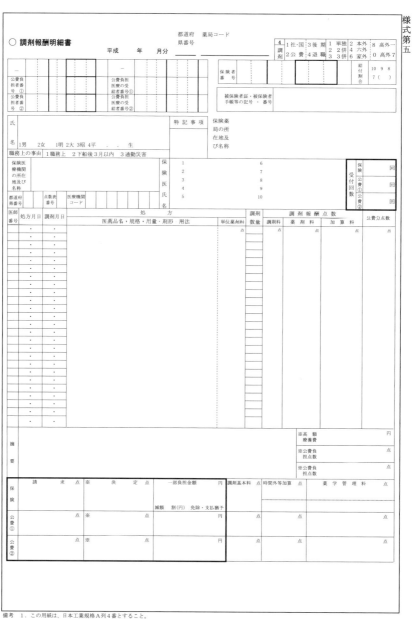

図 5.7　調剤報酬明細書（手書き）
(社会保険診療報酬支払基金，請求書・明細書)

な項目について以下に記述する．調剤報酬明細書は，保険区分，患者の氏名，保険医療機関の所在地及び名称，保険医氏名等を記入する上書き部分と，処方内容や調剤報酬点数等を記入する欄で構成されている．

1) 調剤報酬明細書に関する主な項目
　1　調剤年月日
　2　保険内容……保険者番号，被保険者証・被保険者手帳等の記号・番号，公費負担者番号
　3　患者……氏名（患者 ID），性別，生年月日
　4　保険薬局……薬局名（施設 ID），所在地
　5　保険医療機関……医療機関名（施設 ID），所在地，医師氏名
　6　処方……医師番号，処方月日，調剤月日，医薬品名，規格，用量，剤型，用法，単位薬剤料，調剤数量，調剤料，薬剤料，加算料，公費分点数
　7　請求……合計請求点数

2) 保険者番号
　保険者番号は，法別番号2桁，都道府県番号2桁，保険者（市町村）別番号3桁，検証番号1桁，計8桁の算用数字を組み合わせたものである．ただし，国民健康保険（退職者医療を除く）の保険番号については，都道府県番号2桁，保険者（市町村）別番号3桁，検証番号1桁，計6桁の算用数字を組み合わせたものである（図5.8）．

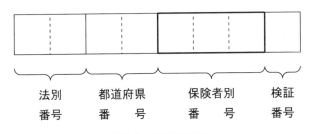

図 5.8　保険者番号
（厚生労働省，保険者番号，公費負担者番号，公費負担医療の受給者番号並びに医療機関コード及び薬局コード設定要領）

3) 法別番号
　法別番号は，医療保険制度の区分ごとに以下の表5.18に示す番号のことである．

4) 公費負担者番号
　公費負担者番号は，法別番号2桁，都道府県番号2桁，実施機関番号3桁，検証番号1桁，計8桁の算用数字を組み合わせたものである（図5.9）．公費負担医療制度の区分ごとの法別番号を表5.18に示す．

## 表 5.18 法別番号及び制度の略称表

(1)

| 区　　　分 | | 法別番号 | 制度の略称 |
|---|---|---|---|
| 全国健康保険協会管掌健康保険（日雇特例被保険者の保険を除く.） | | 01 | （協会） |
| 船員保険 | | 02 | （船） |
| 日雇特例被保険者の保険 | ○一般医療（法第133条及び第141条関係） | 03 | （日） |
| | ○特別療養費（法第145条関係） | 04 | （日　特）又は（特） |
| 組合管掌健康保険 | | 06 | （組） |
| 防衛省職員給与法による自衛官等の療養の給付（法第22条関係） | | 07 | （自） |
| 高齢者の医療の確保に関する法律による療養の給付 | | 39 | （高） |
| 国家公務員共済組合 | | 31 | （共） |
| 地方公務員等共済組合 | | 32 | |
| 警察共済組合 | | 33 | |
| 公立学校共済組合 日本私立学校振興・共済事業団 | | 34 | |
| 特定健康保険組合 | | 63 | （退） |
| 国家公務員特定共済組合 | | 72 | |
| 地方公務員等特定共済組合 | | 73 | |
| 警察特定共済組合 | | 74 | |
| 公立学校特定共済組合 日本私立学校振興・共済事業団 | | 75 | |

（注）　63・72〜75は，特例退職被保険者及び特例退職組合員に係る法別番号である.

(2)

| 区　　　分 | 法別番号 |
|---|---|
| ※　国民健康保険法による退職者医療 | 67 |

※　国民健康保険制度

(3)

| 区　　　分 | | 法別番号 | 制度の略称 |
|---|---|---|---|
| 戦傷病者特別援護法による | ○療養の給付（法第10条関係） | 13 | ― |
| | ○更生医療（法第20条関係） | 14 | ― |
| 原子爆弾被爆者に対する援護に関する法律による | ○認定疾病医療（法第10条関係） | 18 | ― |
| 心神喪失等の状態で重大な他害行為を行った者の医療及び観察等に関する法律による医療の実施に係る医療の給付（法第81条関係） | | 30 | ― |
| 感染症の予防及び感染症の患者に対する医療に関する法律による結核患者の入院（法第37条関係） | | 11 | （結核入院） |

表 5.18（つづき）

| 区　　　分 | | 法別番号 | 制度の略称 |
|---|---|---|---|
| 公費負担医療制度 | 障害総合支援法による ○精神通院医療（法第5条関係） | 21 | （精神通院） |
| | ○更生医療（法第5条関係） | 15 | — |
| | ○育成医療（法第5条関係） | 16 | — |
| | ○療養介護医療（法第70条関係）及び基準該当療養介護医療（法第71条関係） | 24 | — |
| | 原子爆弾被爆者に対する援護に関する法律による ○一般疾病医療費（法第18条関係） | 19 | — |
| | 特定疾患治療費，先天性血液凝固因子障害等治療費，水俣病総合対策費の国庫補助による療養費及び研究治療費，茨城県神栖町における有機ヒ素化合物による環境汚染及び健康被害に係る緊急措置事業要綱による医療費及びメチル水銀の健康影響による治療研究費 | 51 | — |
| | 肝炎治療特別促進事業に係る医療の給付 | 38 | — |
| | 児童福祉法による小児慢性特定疾患治療研究事業に係る医療の給付（法第21条の9の2関係） | 52 | — |
| | 児童福祉法の措置等に係る医療の給付 | 53 | — |
| | 石綿による健康被害の救済に関する法律による医療費の支給（法第4条関係） | 66 | — |
| | 特定B型肝炎ウイルス感染症給付費等の支給に関する特別措置法による定期検査費及び母子感染症防止医療費の支給（法第12条第1項及び第13条第1項関係） | 62 | — |
| | 中国残留邦人等の円滑な帰国の促進及び永住帰国後の自立の支援に関する法律第14条第4項に規定する医療支援給付（中国残留邦人等の円滑な帰国の促進及び永住帰国後の自立の支援に関する法律の一部を改正する法律附則第4条第2項において準用する場合を含む.） | 25 | — |
| | 生活保護法による医療扶助（法第15条関係） | 12 | （生保） |

保医発 0326 第 3 号　平成 26 年 3 月 26 日

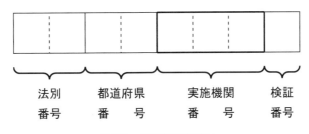

図 5.9　公費負担者番号
（厚生労働省，保険者番号，公費負担者番号，公費負担医療の受給者番号並びに医療機関コード及び薬局コード設定要領）

### (3) 電算化

以前は，医療機関から審査機関への医療費の請求を図5.7で示したような手書きによる紙媒体のレセプトで行っていたが，保険医療機関・保険薬局，審査支払機関，保険者の医療保険関係者すべての事務作業の効率化等の観点から「レセプト電算処理システム」が構築され，現在ではそのほとんどが電子レセプトによる請求となっている．

電子レセプトとは，紙レセプトのように，定められた様式の所定の場所に，漢字やカナ，アルファベットによって傷病名や診療行為を記録（記載）する方法と異なり，厚生労働省が定めた規格・方式（記録条件仕様）に基づきレセプト電算処理マスターコードを使って，CSV形式のテキストで電子的に記録されたレセプトのことをいう．電子レセプトは，コンピュータで扱うフォーマットであり，保険医療機関・保険薬局，審査支払機関及び保険者に共通の仕様となっている．

### 5-3-2 公費負担医療制度

医療保険と並んで，国や地方公共団体が費用を負担して実施するのが公費負担医療制度である．公費医療により，福祉や公衆衛生の観点から必要な医療が提供される．例として，育成医療，養育医療，小児慢性疾病，特定疾病，精神福祉法による通院医療費公費負担，生活保護，公害医療等がある．

制度ごとに定められた受給者には受給者証が発行され，医療機関窓口での支払いが直接免除されるため，病院・診療所，薬局等の医療機関は患者に請求すべき一部負担金を，国または地方公共団体に請求する．

区分及び法別番号については，表5.18に記載した．

### 5-3-3 公費以外の医療費助成制度

健康保険制度や各地方公共団体の条例に基づくものであり，その多くは医療機関の窓口で支払った一部負担金の一部または全部が，保険者または地方公共団体から後日払い戻される間接的な助成制度である．具体的には，高額療養費制度，家族療養付加金制度，重度心身障害者医療費助成制度，ひとり親（母子）家庭等医療費助成制度，乳幼児医療費助成制度等がある．その他，高額療養費として払い戻される額を前払いしてくれる高額療養費貸付制度等もある．

表5.19において，公費負担医療制度及び公費以外の医療費助成制度の違いについて比較記述した．

管理者は，これら公費負担医療制度や公費以外の医療費助成制度について十分に理解し，窓口での患者対応や調剤報酬請求等において不備のないように対応するとともに，局員への指導についても十分に配慮しなければならない．

表 5.19　公費負担医療制度及び公費以外の医療費助成制度

【公費負担医療制度】
・各種の法律に基づく制度である．
・医療機関窓口での支払いが直接免除される．
・医療機関は患者に請求すべき一部負担金を，国または地方公共団体に請求する．
・多くは病名により認定される．

【公費以外の医療費助成制度】
・健康保険制度や各地方公共団体の条例に基づく制度である．
・医療機関窓口で支払った一部負担金の一部または全部が，後日，保険者または地方公共団体より払い戻される間接的な助成制度である．
・病名によって認定されるものではなく，支払額や入院期間によって決定される．

## 5-3-4　調剤医療費の動向

　平成27年度の国民医療費は約41.5兆円であり，このうち調剤に関わる調剤医療費は約7.8兆円となっている（図5.10）．また，調剤医療費のうち，薬剤料が約6.0兆円，技術料が1.8兆円を占めている．国民医療費及び調剤医療費のいずれにおいても，年々増加の一途をたどっており，国の財政を逼迫させる要因となっている．

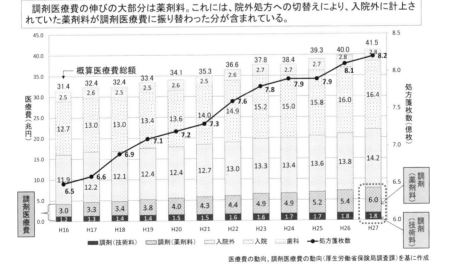

図 5.10　医療費と調剤医療費の年次推移
（厚生労働省，中央社会保険医療協議会総会（第348回）調剤報酬（その1））

### 5-3-5 後発医薬品とその役割

　後発医薬品は，先発医薬品と治療学的に同等であるものとして製造販売が承認され，一般的に研究開発に要する費用が低く抑えられることから，先発医薬品に比べて薬価が安くなっている．後発医薬品を普及させることは，患者負担の軽減や医療保険財政の改善に資するものである．

　このため，厚生労働省では平成25年4月に「後発医薬品のさらなる使用促進のためのロードマップ」を策定し取組みを進めてきた．さらに，平成27年6月の閣議決定において，平成29年央に70％以上とするとともに，平成30年度から平成32年度末までの間のなるべく早い時期に80％以上とする，新たな数量シェア目標が定められた（図5.11）．目標の実現に向け，引き続き，後発医薬品の使用促進のための施策に積極的に取り組んでいる．

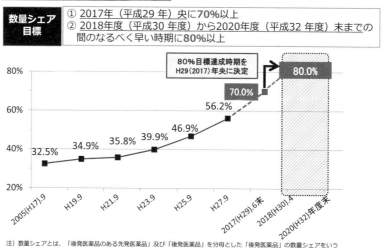

図5.11　後発医薬品の数量シェアの推移と目標値
（厚生労働省，中央社会保険医療協議会総会（第348回）調剤報酬（その1））

　後発医薬品の使用促進のための1つの施策として，既に5-2-3「調剤報酬の仕組み」内にて述べた「後発医薬品調剤体制加算」があげられる．後発医薬品調剤体制加算は，当該保険薬局において調剤した後発医薬品のある先発医薬品及び後発医薬品を合算した規格単位数量に占める後発医薬品の規格単位数量の割合が65％を超える場合において18点を，75％を超える場合においては22点をその薬局で応需するすべての処方せんで調剤基本料に加えて算定することができるものである．

　薬剤師には，積極的な後発医薬品の普及推進や残薬の削減等による医療費削減への貢献が期待されている．

第5章　保険薬局業務管理　　99

## 5-4 文書管理業務

　処方せんや調剤録をはじめとする法的文書や各種許可書，医薬品管理帳簿等の帳簿類，薬局内外へ向けての掲示物等に関しては，法律や通知等により，その保存・管理及び掲示等が規定されている．そのため管理者は，これら文書の保存・管理及び掲示等についても不備のないよう適切に対応しなければならない．

### 5-4-1 処方せん・調剤録・薬歴の保存・管理

　処方せん，調剤録及び薬歴等の法的文書の保存及び管理に関しては，薬剤師法，保険薬局及び保険薬剤師療養担当規則，その他の法律・通知により以下のように規定されている（表5.20，表5.21）．

表5.20　処方せん及び調剤録の保存・保管（薬剤師法第27条，第28条）

| |
|---|
| （処方せんの保存）<br>第27条　薬局開設者は，当該薬局で調剤済みとなつた処方せんを，調剤済みとなつた日から3年間，保存しなければならない． |
| （調剤録）<br>第28条<br>3　薬局開設者は，第1項の調剤録を，最終の記入の日から3年間，保存しなければならない． |

表5.21　法律・通知による記録の保存期間（保険薬局及び保険薬剤師療養担当規則第6条）

| |
|---|
| （処方せん）<br>調剤が完了した日から3年（自立支援医療制度に係る処方せんは5年）（薬剤師法第27条，保険薬剤師療養担当規則第6条，精神保健福祉法）． |
| （調剤録）<br>最終記入日から3年（薬剤師法第28条，保険薬剤師療養担当規則第6条）． |
| （薬歴）<br>最終記入日から3年（厚生労働省通知）． |

### 5-4-2 譲渡証，譲受証，許可書，伝票類等の保存・管理

　譲渡証，譲受証，許可書及び伝票類等の保存及び管理に関しては，各法律及び通知等により規定されている（表5.22，表5.23）．管理者は，これらの適切な保存・管理及び必要に応じた許可の更新等が求められる．

表 5.22 譲渡証・譲受証等の保管

| 文　書 | 期間 | 法　律 |
|---|---|---|
| 麻薬譲渡証，譲受証 | 2年 | 麻薬及び向精神薬取締法 |
| 覚せい剤原料譲渡証，譲受証 | 2年 | 覚せい剤取締法 |
| 毒薬・劇薬譲受書 | 2年 | 医薬品医療機器等法 |
| 毒物譲渡書，譲受書 | 5年 | 毒物・劇物取締法 |
| 第一種・第二種向精神薬の購入伝票，廃棄記録 | 2年 | 麻薬及び向精神薬取締法 |
| 医薬品の譲渡，譲受帳簿（伝票） | 3年 | 医薬品医療機器等法施行規則 |
| 高度管理医療機器の譲受・譲渡に関する記録 | 3年 | |
| 特定保守管理医療機器の譲受・譲渡に関する記録 | 15年 | |

表 5.23 許可等の期間

| 許可・指定 | 期間 | 法　律 |
|---|---|---|
| 薬局開設の許可 | 6年 | 医薬品医療機器等法 |
| 保険薬局の指定 | 6年 | 健康保険法 |
| 薬局製造販売医薬品の製造販売許可 | 6年 | 医薬品医療機器等法施行令 |
| 高度管理医療機器の許可 | 6年 | 医薬品医療機器等法 |
| 医薬品製造業，輸入販売業の許可 | 5年 | |
| 生活保護法の指定 | 6年 | 生活保護法 |
| 障害者自立支援の指定 | 6年 | 障害者自立支援法 |
| 特定疾患医療機関の指定 | 6年 | 難病法 |
| 麻薬小売業者間譲渡許可 | 3年 | 麻薬及び向精神薬取締法施行規則の一部を改正する省令 |

## 5-4-3 帳簿類・手順書等の保存・管理

　各種帳簿類及び手順書等の保存及び管理に関しては，表5.24 及び表5.25 のとおりとなっている．なお，詳述はしないが，一部の手順書・指針等においては，内容の定期的な見直しが必要とされるものもあるため，管理者は適切に対応しなければならない．

## 5-4-4 掲示物

　各種掲示物の根拠となる法律・通知及び掲示場所に関しては，表5.26 のとおりとなっている．掲示物によっては，薬局内，薬局外もしくはその両方へ向けての掲示が規定されているもの

表 5.24 帳簿類等の保管

| 帳 簿 | 期間 | 法 律 |
|---|---|---|
| 薬局の管理に関する帳簿 | 3 年 | 医薬品医療機器等法施行規則 |
| 医薬品の管理帳簿 | 3 年 | |
| 薬局製剤製造記録 | 3 年 | |
| 処方せん医薬品の販売・授与記録 | 2 年 | 医薬品医療機器等法 |
| 麻薬帳簿 | 2 年 | 麻薬及び向精神薬取締法 |
| 薬局医薬品・要指導医薬品・第1類医薬品販売時作成書面 | 2 年 | 医薬品医療機器等法施行規則 |
| 居宅療養管理指導の諸記録 | 2 年 | 指定居宅サービス等の事業の人員, 設備及び運営に関する基準 |

表 5.25 手順書・指針等の設置

| 手順書・指針 | 備 考 |
|---|---|
| 薬局機能情報 | 医薬品医療機器等法 |
| 医療の安全使用のための業務に関する指針 | 体制省令 |
| 調剤された薬剤及び医薬品の情報提供のための業務に関する指針 | |
| 医薬品の安全使用のための業務に関する手順書 | |
| 調剤された薬剤及び医薬品の情報提供等に関する業務手順書 | |
| 在宅業務手順書 | 基準調剤加算算定要件 |
| 添付文書集など（一般名・剤型・規格・特徴がわかる物） | |
| 医薬品緊急安全情報 | |
| 医薬品・医療機器安全性情報 | |
| DSU（医薬品安全対策情報） | |
| 研修計画及び研修記録 | |
| 電子薬歴運用管理規定 | |
| レセプトオンライン安全対策規程 | 厚生労働省ガイドライン |
| 個人情報保護に関する基本方針 | |
| 無菌製剤処理業務の指針 | 医薬品医療機器等法施行規則 |

もあるため，管理者は各法律及び通知等について熟知し，店舗掲示物に不備のないように管理を行わなければならない．

　掲示物の一例について，図 5.12〜図 5.15 に示した．

表 5.26　掲示物

| 掲示物 | 法律，行政指導の指針 | 掲示場所 |
|---|---|---|
| 薬局開設許可証 | 医薬品医療機器等法施行規則第 3 条 | 薬局内の見やすい場所 |
| 薬局の表示 | 薬局業務運営ガイドライン | |
| 従事する保険薬剤師の氏名 | | |
| 保険薬局である旨 | 厚生労働省通知 | |
| 労災指定薬局の標札 | 労災保険指定薬局療養担当契約事項第 10 条 | |
| 取扱い公費負担医療の掲示 | 各公費医療法，労働災害保障法 | |
| 個人情報保護方針及び利用目的 | 個人情報保護に関する法律第 7 条他 | |
| 休業日 | 薬担規則，薬局業務運営ガイドライン | |
| 処方せんの受付 | 薬担規則 | |
| 時間外，休日，深夜における調剤応需体制に関する事項 | | |
| 施設基準に関わる事項 | | |
| 薬剤服用歴管理指導料に関する事項 | | |
| 無菌製剤処理加算に関する事項 | | |
| 後発医薬品調剤体制加算に関する事項 | | |
| 療養の給付と直接関係のないサービス等の取扱に関する事項 | | |
| 薬局の管理及び運営に関する事項 | 医薬品医療機器等法第 9 条の 3，規則第 15 条の 15 | |
| 要指導医薬品及び一般用医薬品の販売に関する事項 | | |
| 医薬品副作用被害救済制度に関する解説 | 医薬品医療機器等法，医薬品医療機器等法施行規則 | |
| 居宅療養管理指導に関する掲示（介護保険を取り扱っている場合） | 指定居宅サービス等の事業の人員，設備及び運営に関する基準第 90 条 | |
| 明細書発行に関する掲示 | 療担規則第 4 条の 2 | |
| 開局時間 | 薬担規則，厚生労働省通知，薬局業務運営ガイドライン | 薬局内及び薬局外の見やすい場所 |
| 時間外加算等に関する事項 | 薬担規則 | |
| 調剤料の夜間・休日等加算を算定することに関する事項 | | |
| 在宅患者訪問薬剤管理指導に関する事項 | | |
| 健康相談又は健康教室を行っている旨 | | |
| 調剤報酬点数表 | 健康保険法第 76 条第 2 項他 | 会計窓口や薬剤交付窓口等薬局内の見やすい場所 |

表 5.26（つづき）

| 掲示物 | 法律，行政指導の指針 | 掲示場所 |
|---|---|---|
| 閉局時の連絡先 | 薬局業務運営ガイドライン | 薬局外の見やすい場所 |
| 健康サポート薬局である旨（基準適合店舗） | 医薬品，医療機器等の品質，有効性及び安全性の確保等に関する法律施行規則 | |
| 薬局機能情報 | 医薬品医療機器等法第8条の2 | 薬局において閲覧に供する |

薬担規則：保険薬局及び保険薬剤師療養担当規則
療担規則：保険医療機関及び保険医療養担当規則

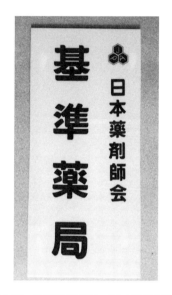

図 5.12　基準薬局標札（日本薬剤師会）

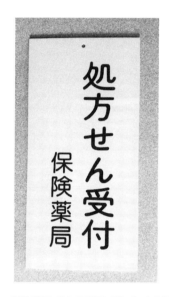

図 5.13　保険薬局である旨及び処方せん受付標札

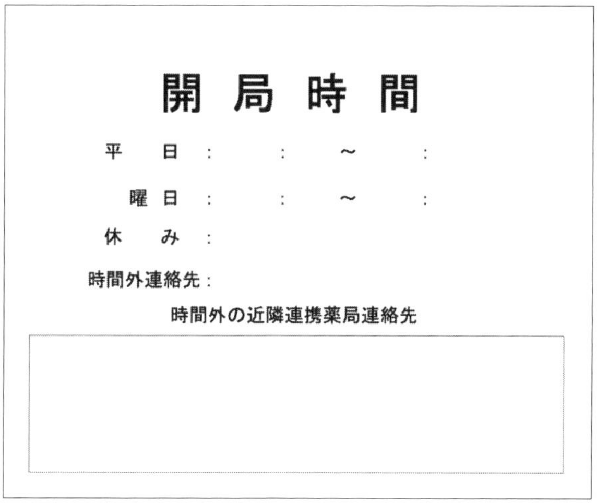

図 5.14　開局曜日・時間・休業日・時間外，休日，深夜における調剤応需体制に関する事項

## 薬局の管理及び運営に関する事項

お客様へ

当薬局は、薬事法に基づく医薬品の情報提供を適切に行うための構造設備及び販売体制を下記の通り整備しております。尚この提示は、薬事法第９条の４によって義務付けられております。

１：許可区分：薬局

２：許可証の記載事項
　　・薬局開設者名：
　　・薬局名：
　　・所在地：
　　・所轄自治体名：

３：薬局管理者：氏名（薬剤師）

４：当該薬局に勤務する薬剤師・登録販売者の別、氏名、担当業務
　　・薬剤師　　：氏名　　　　　　　　担当業務
　　・登録販売者：氏名　　　　　　　　担当業務

５：取り扱う医薬品の区分
　　要指導医薬品　　第１類医薬品　　指定第２類医薬品
　　第２類医薬品　　第３類医薬品

６：勤務者の名札等による区別
　　薬剤師は白衣を着用し「薬剤師」と書いた名札をつけています。
　　＊登録販売者は「登録販売者」と書いた名札をつけています。

７：①営業時間での相談対応時間及び連絡先
　　・午前　　時　　分 ～ 午後　　時　　分
　　・定休日（　　　　　　　　　　）
　　・連絡先：

　②営業時間外での相談対応時間及び連絡先
　　・午前　　時　　分 ～ 午後　　時　　分
　　・連絡先：

　③緊急時における連絡先
　　・連絡先：

８：営業時間外で医薬品の購入又は譲り受けの申し込みを受理する時間
　　・午前　　時　　分 ～ 午後　　時　　分

図 5.15　薬局の管理及び運営に関する事項

# 第6章

# 財務管理

第5章「保険薬局業務管理」において，保険調剤業務の内容と調剤報酬の関係について記述した．それでは，薬局における資金の流れは具体的にどのようになっているのだろうか．本章では，保険調剤業務における収入及び支出について述べるとともに，特に薬局長や管理薬剤師等の管理者に必要な「財務管理」の知識に関して詳述する．

## 6-1 財務管理

財務管理（financial management）とは，企業活動を資金の流れに基づいて把握し，最も効率的に遂行するための計画や統制等の総合的な管理のことである．企業が行う「生産活動の要素」には，「人（労働力）」，「もの（機械・設備・原材料等）」，「お金（資本）」，「時間」，「情報」の5種があるが（表6.1），財務管理とはこれらのうち「お金」を対象とし，その効率的運用を目的とする管理であることになる．当然ではあるが，薬局においても他の一般企業と同様にこれらの適切な管理が必要となる．なお，他の4要素である，「人」，「もの」，「情報」及び「時間」の管理については，それぞれ別途第7〜9章にて詳述する．

表6.1　生産活動の要素

- 人（労働力）
- もの（機械・設備・原材料等）
- お金（資本）
- 時間
- 情報

### 6-1-1 保険（調剤）薬局の収入

保険（調剤）薬局の収入は，主に保険調剤によって得られる調剤報酬，または一般用医薬品（OTC）販売，学校薬剤師業務等から得られる収入から成り立っている（表6.2）．

これら収入の比率については，主に保険調剤を中心に実施している薬局の場合と保険調剤及び

一般用医薬品の販売を並行して行ういわゆる併設型の薬局の場合とにおいて，構成が異なってくる.

表 6.2　保険（調剤）薬局の収入

・保険調剤
・一般用医薬品（OTC）販売
・学校薬剤師業務
・その他

それでは，主に保険調剤を中心に実施している薬局の場合，一般的にどの程度の処方せん枚数を応需すれば当該薬局の人件費をまかなうことができるのであろうか. 表 6.3 に，主に保険調剤を中心に実施している薬局に必要となる処方せん枚数を示した.

平成 27 年度の処方せん 1 枚あたりの調剤報酬（処方せん単価）は約 9,560 円である. また，平成 26 年社会医療診療行為別調査の結果より粗利率は 25％であるため，処方せん 1 枚から得られる粗利益はおよそ 2,390 円となる. 薬局の人員を薬剤師 1 名，事務員 1 名にて配置，月間の営業日を 25 日と想定した場合，平成 25 年賃金構造基本統計調査による平均的な人件費から算出される 1 日あたりの必要処方せん枚数は約 11 枚となる（表 6.3）.

しかしながら，主応需先医療機関の診療科目によっては，4-2-2「病院（診療科）の種類で異なる費用」の項，表 4.2「病院（診療科）の種類で異なる費用」で示したように，処方せん単価や粗利率（表 4.2 で示した「技術料比」と同義）が平均より低い場合もあり，そのような場合にはさらなる収入が必要となってくる.

表 6.3　必要処方せん枚数

| 項　目 | 数　値 | 備　考 |
|---|---|---|
| ① 処方せん 1 枚あたりの調剤報酬 | ￥9,560 | 平成 27 年度版調剤医療費の動向より |
| ② 粗利率 | 25％ | 平成 26 年社会医療診療行為別調査より |
| ③ 処方せん 1 枚あたりの粗利益 | ￥2,390 | ①×② |
| ④ 薬剤師平均月給 | ￥444,167 | 年収 533 万円と設定<br>（平成 25 年賃金構造基本統計調査より） |
| ⑤ 事務員平均月給 | ￥200,000 | 年収 240 万円と仮定 |
| ⑥ 月額人件費 | ￥644,167 | 薬剤師 1 名，事務員 1 名と想定 |
| ⑦ 人件費をまかなえる処方せん枚数 | 約 270 枚／月 | ⑥÷③ |
| ⑧ 1 日あたりの必要処方せん枚数 | 約 11 枚／日 | ⑦÷25（営業日が 25 日／月と設定） |

一方，併設型の薬局の場合には，調剤部門の人員の他に，登録販売者等 OTC 部門においての人員配置も別途必要となる場合があるため，その分人件費が増加する可能性がある. また，取り扱う OTC 及びその他商品の種類や内容，商品の仕入れ価格や販売価格等によって，得られる利益も大幅に異なってくる可能性がある.

薬局とは別に学校薬剤師を兼務しているような場合には，学校薬剤師としての収入も得ること

が可能ではあるが，その報酬金額は勤務する学校の自治体等によって異なり，年間数万〜数十万円程度であることが多い．

なお，表6.3で示した内容は，人件費のみをまかなうことができる必要最低限の処方せん枚数であり，人件費以外に生じる支出をカバーするためにはさらなる収入が必要となることに留意していただきたい．人件費以外の支出については6-1-3「保険（調剤）薬局の支出」の項で述べる．

### 6-1-2 運転資金

第4章「薬局開設」の4-2-3「薬局開設時の費用」の項でも一部述べたように，薬局開局後すぐには保険調剤による収入がない状況であるため，調剤報酬が支払われるまでの間の運転資金が必要となる．

図6.1に，4月に保険薬局を開設した場合のレセプト請求例について示した．4月調剤分については，通常5月初旬（5〜10日頃）にレセプト請求を行い，その請求分については6月下旬（20〜25日頃）に調剤報酬の支払いが行われる．そのため，新規開局の場合には少なくとも4〜6月の運転資金が開局資金とは別途必要となる．

また，請求したレセプト内容に何らかの不備がある場合や存在しない被保険者の請求がなされた場合等においては，レセプトが返戻（へんれい）されたり，請求点数が減点されるといった措置がとられることがあるため，管理者は請求するレセプト内容に不備がないか十分に注意する必要がある（表6.4）．レセプト返戻の代表的な理由について，表6.5にまとめた．

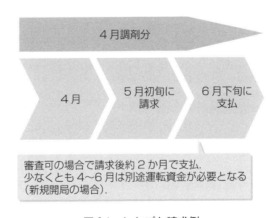

図6.1 レセプト請求例

表6.4 レセプトの返戻

・提出したレセプト内容に誤りや不備があった場合には，請求額が減額されたり，レセプトが突き返されたりする（これを**返戻**と呼ぶ）．
・返戻があった場合は，再度レセプトを作成し提出することになるが，その提出は翌月以降となり，その結果，報酬の**入金も1か月遅れる**こととなる．

表 6.5　レセプト返戻の代表的な理由

・被保険者証の番号誤り
・患者名誤り
・加算料の過料や重複
・給付割合誤り
・重複請求
・依願返戻
　など

### 6-1-3 保険（調剤）薬局の支出

　保険（調剤）薬局の支出には，前述の人件費の他に医薬品費や調剤什器等のリース費用，家賃（テナント等の賃料），水道光熱費や通信費等がある（表 6.6）．

　これらの項目の中で，一般的に最も費用がかかる項目が医薬品費である．薬局の規模や経営状況によってその内容は異なるが，割合としては支出の約 70〜80％を占め，金額としては数百〜数千万円となることが多い．次に割合が多い項目が人件費（約 10〜20％）であり，調剤什器関連費用が続く（数％）．

　調剤什器関連費（リース費用）について，おおよその金額を表 6.7 に示した．主応需先医療機関が総合病院である場合や，来局患者に高齢者や在宅患者が多く含まれているような薬局におい

表 6.6　保険（調剤）薬局の支出

| 項　目 |
| --- |
| ① 人件費（給料，他） |
| ② 医薬品費 |
| ③ 調剤什器関連費（リース費用） |
| ④ 家賃（テナント等の賃料） |
| ⑤ 水道光熱費，通信費，他 |
| ⑥ メンテナンス費（医薬品情報更新も含む） |
| ⑦ 税金（消費税，他） |
| ⑧ 保険 |
| ⑨ 返済 |
| ⑩ その他（薬剤師会費，他） |

表 6.7　調剤什器関連費（リース費用）

・全自動錠剤分包機
　1,200 万円（5 年リース）240 万円／年
・全自動散剤分包機
　600 万円（5 年リース）120 万円／年
・全自動 PTP シート払出機
　2,000 万円（5 年リース）400 万円／年
・全自動水剤分注機
　300 万円（5 年リース）60 万円／年

ては，効率的な一包化調剤業務を実施するためにも，全自動錠剤分包機の設置が業務上必須となってくるであろう．また，小児科や精神科等の処方せんを多く応需するような薬局においては，全自動散剤分包機が重要な調剤什器となる．その他，業務状況に合わせて，全自動PTPシート払出機や全自動水剤分注機，全自動軟膏練合機等の導入を検討する場合もあると思われる．いずれにしても，それら調剤什器の導入により業務の効率化が図られるものの，相応の費用が発生することから，管理者はこれらを念頭に置いてマネジメントしていく必要がある．

## 6-2 損益分岐点

薬局の経営状況を理解し適切な財務管理を行う立場の管理者として，どのくらいの患者に来局してもらえれば収益の確保が可能であり，薬局の経営が存続できるのかという観点を有し，具体的な数値を認識しておくことはとても重要である．本節では，薬局の収益確保のために必要な知識である損益分岐点と，それを求める計算式等について述べる．

### 6-2-1 損益分岐点とは

損益分岐点（BEP：break-even point）とは，収入が支出を上回り，これ以上の収入があれば利益が出る，利益も損失も発生しない，利益と損失の均衡した売上高のことを指す（図6.2）．当然のことながら，売上高すべてが利益になるという訳ではなく，売上高から人件費や家賃等の支出を差し引いて利益を算出する．支出には，売上に比例して増加する変動費と売上に関係なく発生する固定費がある（表6.8）．売上高の多少にかかわらず発生する固定費は，利益を発生させるためには必ず回収しなければならないという意味で最低限必要な金額になる．そのうえで，売上高に比例して増加する費用を上乗せし，それを上回る売上高はいくらになるかを計算する必要がある．

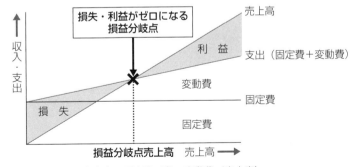

図 6.2 損益分岐点
利益も損失も発生しない，利益と損失の均衡した売上高のこと．

表 6.8　変動費と固定費

| 代表的な変動費 | 代表的な固定費 |
|---|---|
| ・原材料費（医薬品費）<br>・水道光熱費<br>・消耗品費<br>・外注費<br>　など | ・人件費<br>・家賃<br>・支払利息<br>・減価償却費<br>・リース費<br>・管理費<br>　など |

・売上高が増加すると利益も増加する．しかし，売上高が倍になったからといって，必ずしも利益も倍になる訳ではない．
・利益は売上高から支出を差し引いて計算したものであるが，支出には売上高が増加するとそれに比例して増加する**変動費**と，売上の増加とは無関係に発生する**固定費**があるためである．

　図 6.2 で説明すると，売上高にかかわらず一定に発生する固定費があり，その上に売上高に応じた費用が発生する変動費がある．売上が増加していき，支出（固定費＋変動費）を上回ることになる点，すなわち損失・利益がゼロになる点のことを損益分岐点といい，その売上高のことを損益分岐点売上高と呼ぶ．損益分岐点売上高を算出する計算式については図 6.2 中に示した．

### 6-2-2　保険（調剤）薬局の損益分岐点

　それでは実際の保険（調剤）薬局の損益分岐点はおおよそどのくらいになるのだろうか．平成 27 年の医療経済実態調査（厚生労働省）の結果より，個人の保険（調剤）薬局における損益分岐点売上高を算出すると月間で 7,362,000 円となっている（表 6.9）．これより，月間の営業日を 25 日と仮定し 1 日あたりの必要処方せん枚数を算出すると 31 枚／日以上の処方せん応需が必要であると計算できる．

表 6.9　保険（調剤）薬局の損益分岐点売上高と処方せん枚数

| 項　目 | 数　値 | 備　考 |
|---|---|---|
| ① 損益分岐点売上高（月） | ¥7,362,000 | 医療経済実態調査平成 27 年資料より |
| ② 処方せん 1 枚あたりの単価 | ¥9,560 | 平成 27 年度版調剤医療費の動向より |
| ③ 営業日数 | 25 日／月 | |
| ④ 1 日あたりの処方せん枚数 | 31 枚／日 | ①÷②÷③ |

第 6 章　財務管理　111

## 6-3　増収・経費削減

　薬局における実際の経営実績が損益分岐点売上高を上回らず，目標とする利益が確保できていないような場合には，薬局の存続のためにも管理者として増収・経費削減の対策を講じる必要がある．いうまでもないが，薬局の経営存続困難による廃業は薬局を既に利用している患者の利便性の低下のみならず，必要な医療の提供に対する責任放棄といっても過言ではない．それでは，このような状況下において管理者としてどのような経営対策を講じることが可能であるかについて本節で記述する．

### 6-3-1 保険（調剤）薬局における増収・経費削減対策

　保険（調剤）薬局だけではなく一般的な他の業種においてもあてはまることではあるが，増収のためには売上を増加させ，一方で人件費や家賃，水道光熱費や原材料費（薬局の場合は医薬品費がこれにあたる）等の経費が削減できれば，財務管理上の経営状況は改善していくことになる．もちろん，病院の移転や近隣への競合薬局の新規開局等に伴い周辺環境に大幅な変化が生じるような場合も考えられるが，本項ではこのような外部要因にかかわらず自薬局で対応可能と考えられる増収・経費削減対策について記述する（表6.10）．

表 6.10　保険（調剤）薬局における増収・経費削減対策

1. 増収対策
   ① 調剤の売上増加（枚数↑，単価↑，在宅↑）
   ② 調剤以外の売上増加（広告，市民講座）

2. 経費削減対策
   ① 固定費の削減（人件費，家賃）
   ② 変動費の削減（水道光熱費，医薬品費）

#### (1) 増収対策

　増収対策としては，調剤の売上増加とOTC等調剤以外の売上増加の2つに大別できる．

　調剤の売上増加対策としては，応需処方せん枚数や処方せん単価の増加，在宅患者の新規獲得等があげられる．具体的には，待ち時間短縮等による患者サービスの向上や適切な指導に伴う算定料の増加，地域介護事業所等へのケアマネジャー訪問等が考えられる．

　調剤以外の対策としては，OTC等の広告への掲載や市民講座への参画等の周知活動等があげられる．

　管理者としては，これらの取組みによる効果について十分検討を行うとともに，実施する際においては自身が積極的にリードしていく責任がある．

## (2) 経費削減対策

経費削減対策としては，人件費等固定費の削減及び医薬品費や水道光熱費等の変動費の削減の2つに大別できる．

人件費は支出の中でも医薬品費に次いで多い割合を占めていることは既に述べた．そのため，人件費の適切な管理は，経費の適正化に大きな影響を及ぼす可能性がある．当然ではあるが，経験豊富なベテランの薬剤師と卒業したての新人の薬剤師とでは人件費も大きく異なるため，採用人事等の際において管理者が考慮すべき項目の1つとなる．また薬局内において，より効率的に日常業務を執り行うことで，無駄な残業代を発生させないように業務管理を行うことも経費削減対策としては有効であろう．

一方変動費に関しては，医薬品費が支出の中での大きな比重を占めていることから，医薬品の適正在庫が薬局の収益構造に大きな影響を与えることがある．医薬品の適正在庫については次項6-3-2「保険（調剤）薬局における医薬品の適正在庫」において詳述する．

## 6-3-2 保険（調剤）薬局における医薬品の適正在庫

保険（調剤）薬局における医薬品の適正在庫について学ぶ前に，「損益計算書（P/L）」について簡単に説明したい．

損益計算書とは，薬局の経営状況について収入と支出とを対比することにより，その差額としての利益を示す財務諸表の1つである．損益計算書は，薬局の一会計期間における経営状況を示す決算書であり，別名「Profit & Loss Statement」（略してP/L）とも呼ぶ．

損益計算書の中には様々な財務数値が記載されているが，その中の「売上原価」が医薬品の在庫金額に相当する（表6.11）．「売上原価」は，期首在庫金額に当月における医薬品の仕入れ金額を加え，そこから期末在庫金額を差し引いた金額となる．また，売上総利益（粗利）は売上高から売上原価を差し引いた金額となるため，「売上原価」すなわち医薬品の在庫金額が大きく上下すると，売上総利益（粗利）に大きな影響を与えることとなる．そのため，毎月期末（月末）や決算月に相当する年度末等の在庫金額に関しては，ある程度一定の額を維持することが，財務状況を安定させる重要な要因となる．

医薬品の適正在庫に関する管理方法には様々な手法があるが，代表的な在庫管理手法の1つとして「ABC分析法」が知られている（図6.3）．

ABC分析法とは，薬局において使用金額の多い品目順に売上高を累計し，ABCの医薬品区分

表6.11　損益計算書（P/L）の代表的な項目例

・売上高＝調剤報酬（薬剤料＋技術料）
・売上原価＝期首在庫金額＋仕入れ金額－期末在庫金額
・売上総利益（粗利）＝売上高－売上原価
・販売管理費（人件費，水道光熱費，家賃，リース費…）
・営業利益＝売上総利益－販売管理費
・営業利益率＝営業利益÷売上高×100（％）

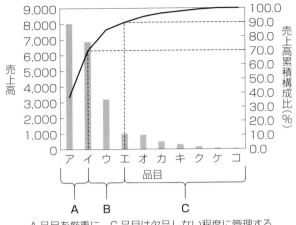

図 6.3　ABC 分析法

使用金額の多い品目順に売上高を累計し，ABC の医薬品区分に分類する．医薬品全購入金額に占める累計金額が 70％までを A，次の 20％を B，残りを C とし，経済的価値の重要度に応じて，在庫管理を行うための手法．

に分類し，医薬品全購入金額に占める累計金額が 70％までを A，次の 20％を B，残りを C とし，経済的価値の重要度に応じて在庫管理を行うための手法である．

薬局の医薬品在庫管理に関するその他の手法としては，医薬品が一定の在庫量を下回った時点で発注を行う「発注点方式」や必要時に必要量を発注する「当用買い方式」等による在庫管理方法が知られているが，これらの手法を適切に組み合わせた管理を行うことにより，適正な在庫管理が可能となる．詳細については，第 8 章「医薬品管理」にて述べる．

いずれにしても，管理者は自店舗における医薬品の適正在庫金額について十分理解することにより，自店舗の安定的な財務管理を遂行するとともに，季節性医薬品等の発注点を定期的に見直すことにより，患者に必要な医薬品が欠品しないよう十分に管理する必要がある．

### 6-3-3　収益変化のシミュレーション

本項では，保険薬局においての応需処方せん枚数や処方せん単価の変化が収益にどの程度影響を及ぼすかについて，具体的に解説する．

表 6.12 は，薬剤師 1 名，事務員 1 名の保険薬局において，1 日あたりの応需処方せん枚数が 26.7 枚，33.4 枚，40.0 枚と変化した場合に，収益がどの程度変化するかについてシミュレーションを行った結果である（本来，水道光熱費及び消耗品費は変動費として取り扱うことが多いが，本表においては便宜的に固定費として試算を行った）．

1 日あたりの応需処方せん枚数が 26.7 枚の場合には収益は赤字（数字の左の▲はマイナスを意味する）となっており，6-2-2「保険（調剤）薬局の損益分岐点」の項で述べた損益分岐点である 31 枚を若干上回る 33.4 枚において黒字に転換していることがわかる．また，1 日あたりの応

表 6.12　応需処方せん枚数による収益変化のシミュレーション

|  | 26.7 枚 / 日 | 33.4 枚 / 日 | 40.0 枚 / 日 |
|---|---|---|---|
| 売上高 | 71,912 | 89,890 | 107,868 |
| 売上原価 | 53,934 | 67,418 | 80,901 |
| 諸経費計 | 18,131 | 18,634 | 19,138 |
| 人件費（薬剤師 1 名，事務員 1 名） | 7,807 | 7,807 | 7,807 |
| 調剤什器関連費 | 6,000 | 6,000 | 6,000 |
| 水道光熱費 | 1,005 | 1,005 | 1,005 |
| 消耗品費 | 305 | 305 | 305 |
| 保険料 | 216 | 270 | 324 |
| 減価償却費 | 1,000 | 1,000 | 1,000 |
| その他経費 | 1,798 | 2,247 | 2,697 |
| 営業利益 | ▲ 153 | 3,838 | 7,829 |
| 営業利益率 | ▲ 0.2 | 4.3 | 7.3 |

※単位は千円．率は％で示した．薬価差益は考慮しない．

需処方せん枚数が 40.0 枚になると，収益は 33.4 枚の時の約 1.7 倍となる試算となっている．このように，応需処方せん枚数が増加するに伴い，営業利益率も好転していることがわかる．

　次に，基準調剤加算や後発医薬品調剤体制加算の内容が変わるとどの程度収益に影響を及ぼすかについて示す（表 6.13）．1 日あたりの応需処方せん枚数が 31 枚の場合において，調剤基本料区分 1（41 点），基準調剤加算「なし」（0 点），後発医薬品調剤体制加算「なし」（0 点）の場合と比較して，調剤基本料区分 1（41 点），基準調剤加算「あり」（32 点），後発医薬品調剤体制加算 2（＞75％）（22 点）の場合には，月間で 418,500 円の増収となる．これを年間の数値に換算すると 5,022,000 円の増収となる．このように，処方せん単価の増加が収益に対して大きな影響を及ぼすことがわかる．

　しかしながら，単純な応需処方せん枚数や処方せん単価の増加は，一方では待ち時間の延長や経済的な負担増等の患者満足度低下につながる可能性もあるため，管理者は収益の変化に見合うだけの患者サービスが十分担保できているかという観点からも業務バランスの適正化について細心の注意を払う必要があると思われる．

表 6.13　加算の変化による収益変化のシミュレーション

・調剤基本料 1（41 点），基準調剤加算「なし」（0 点），後発
　医薬品調剤体制加算「なし」（0 点）
⇒ 41 点×31 枚 / 日×25 日 = ¥317,750

・調剤基本料 1（41 点），基準調剤加算「あり」（32 点），後発
　医薬品調剤体制加算 2（＞75％）（22 点）
⇒ 95 点×31 枚 / 日×25 日 = ¥736,250（＋¥418,500）

# 第7章

# 人事管理

　近年，薬局を取り巻く環境は著しく様変わりしている．薬局市場は企業化が進み，競争が激化している．企業を成長させ勝ち抜くためには，人材の確保と育成，管理の取組みが必要である．しかしながら，薬局は長らく個人による小規模経営の形態が続き，組織化された企業的経営形態の歴史が浅いため，系統的な人事管理システムは完全に構築されていない．そこで，本章では，一般的な人事管理の概念と薬局での人事管理について概説する．

## 7-1　組織と人事管理

　経営資源は，人，もの，お金，時間，情報であると前述した．このうち，人に関する企業での管理（マネジメント）活動を「人事管理」あるいは「人的資源管理」という（表7.1）．
　「人事管理」は，「労務管理」ともいわれ，この2つを融合して「人事労務管理」とも呼ばれている．人事労務管理は，職員を決められた仕事に配属し，職員が決められた仕事を過不足なくこなしていき，効率的に組織の目標が達成できるように管理（マネジメント）するという考えである．一方，「人的資源管理（human resources management）」は，職員を育成し，市場の変化に適応した能力と技術を修得させて戦略的な資源として活用するように管理（マネジメント）するという考えである．米国では，1970年代後半頃から人事管理，労務管理の代わりに人的資源管理という用語が用いられるようになった．

表7.1　人事管理と人的資源管理

| 人事管理（personnel management） | 人をコストと考えて，個人の能力が発揮できるように管理（マネジメント）する． |
|---|---|
| 人的資源管理（human resources management） | 人を戦略的資源として，育成し管理（マネジメント）する． |

### 7-1-1 組織の指揮・命令系統

組織がどのように成り立つかについては，組織の規模が重要になる（図7.1）．組織が小規模であれば，指揮・命令系統は単純なピラミッド型で上手く機能する．トップに立つ経営者がすべてを把握し，それぞれの部門ごとに指示を出すことで職員全員に指示が行き渡ることから，環境の変化に迅速かつ柔軟に対応できる．しかし，組織が大規模であったり，業務が複雑であったりした場合には，管理者（マネジャー）はあらゆる分野にわたって部下に指示を出す必要に迫られることから，単純なピラミッド型のトップがすべてを把握するシステムが機能しにくくなる．そのため，環境変化に対する対応が遅くなり，結果として数々の問題を抱えることとなる．そこで，大規模な組織では意思決定をする部門を配置し，決定した意思を系統的に指示するシステムを構築することが必要になる．

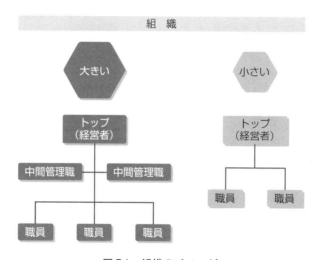

図 7.1　組織のイメージ

### 7-1-2 形式的な組織の指揮・命令系統

形式的な組織（formalization）とは，比較的規模の大きい社会集団における階層構造を持った組織をいう．行政機構や大規模な企業などを想像していただければよい（図7.1）．例えば，法人薬局ではトップに社長，次に副社長，専務，常務，各部長，エリアマネジャー，各店舗の薬局長といった順番に組織がピラミッド型になっている．

形式的な組織における指揮・命令系統は，形式的で恒常的な規則に基づいて運営され，上意下達（上位の者の意思・命令を下位の人に徹底させること）の指揮・命令系統を持つ．このような，形式的な組織における指揮・命令系統には，中央集権，分業制，命令の統一，管理範囲（統制範囲），部門化などいくつかのパターンがある（表7.2）．

第 7 章　人事管理　117

表7.2　形式化した組織の指揮・命令系統のパターン

| 中央集権（centralization） | 決定権を持つ管理者によるトップダウンの命令. |
|---|---|
| 専門化（division of labor） | 仕事を分業し，各々が特定の仕事に専念すると効率が上がるという原則（病院薬剤部の例では，調剤業務，各病棟：内科，外科など，DI，医薬品管理　など）. |
| 命令の統一性（unity of command） | 上司から部下への指令ルートは1つに統一するという原則. |
| 管理範囲(統制範囲)（span of control） | 管理者が担当者を管理するのには限界があるという原則．人間には能力と時間に限界がある．管理できる従業員は，単純労働で30人，知的労働で8人くらいが限界といわれている. |
| 部門化（departmentalization） | 部門ごとに仕事の責任者を決める権限を与える．権限の大きさは責任の大きさと一致しているとする原則. |

### 7-1-3　組織の中での関係

　組織には，縦，横及び空間的な関係が存在する（表7.3）．組織では，上意下達の指揮・命令系統を持つことを前述した．すなわち，組織には縦の関係があり，組織を効率よく機能させるためには縦の関係の充実が必須である．しかし，縦の関係がよいだけでは，業務の効率は上がらない．横の関係（同僚など）で助け合い，協力し合わなければ業務は円滑に進まない．さらに，他店舗の店長や先輩など斜め（空間的）の関係が潤滑油となることが往々にしてある．

　また，縦の関係の中には，経営者や取締役などの統括者（administrator, line manager）と部長や店長などの管理者，マネジャー（staff manager）がある．統括者は「組織の目標達成に対して直接的な責任を持つ」役割があり，管理者（マネジャー）は「組織の目標を達成させるために従業員を指揮・管理する」役割がある．

表7.3　組織の中の関係

| 縦の関係<br>(vertical differentiation) | 統括者<br>(administrator, line manager) | 経営者，組織の執行部役員など |
|---|---|---|
| | 管理者<br>(staff manager) | 部長，店舗の管理者（店長），管理薬剤師など |
| 横の関係（horizontal differentiation） | | 同僚など |
| 空間的な関係（spatial differentiation） | | 他店舗の管理者や従業員など |

## 7-2 人事管理（人的資源管理）の実際

　人事管理の基本的な役割は，人を調達し活用することによって，組織あるいは店舗（部門）の目標を効果的に達成することである．一般企業であれば，少ない費用で効果的に目標を達成することが目的となるが，薬局の場合では，費用の削減よりも薬剤師としての役割を最大限に活用できるように従業員を管理・指導することが必須条件となる．

### 7-2-1 人事管理の構成

　図7.2に人事管理の構成を示した．人事管理には，人材を確保し仕事に配置する機能（雇用管理），人材が能力を発揮できる就業条件を整備する機能（就業管理），働きに対する報酬を決める機能（報酬管理）及び従業員の働きぶりを評価する機能（人事評価管理）などがある．

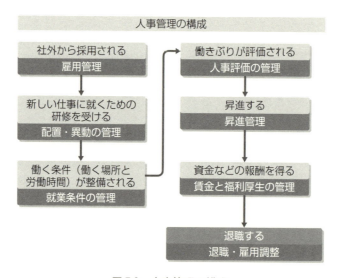

図7.2　人事管理の構成

**(1) 雇用管理**

　雇用管理では，人材の調達と配分を行う．人材の調達（雇用）には，新規採用と中途採用がある．日本では，終身雇用制がとられてきたことから，主に新規学卒者を採用し最も下のランクの仕事に配置するという方法がとられている．人材は，必要な時に必要なだけ確保するのは難しい．特に，高度な専門的能力・技術を持つ人材ほど難しい．長期的な視点に立って人材を確保し，育成し活用する必要があるため，中・長期の採用計画に基づく組織スラック（余裕資源）\* を

---

\* 組織スラック（余裕資源）：余裕のある人員配置や余剰金のことなどで，突然の変化に適応するために必要な資源である．組織を成長させるためには必要である．

確保する新規採用が重視される傾向にある．中途採用には，社内から適切な人材を探し配置する内部調達と社外から適切な人材を採用する外部調達がある．日本では社内で適切な人材を探し，昇進させて他部門（多店舗）に配属させる方法をとることが多い（表7.4）．中途採用は，人材が不足している場合の欠員補充型で不定期の採用が多い．

表7.4　雇用方法

| 終身雇用制 | | 年功序列の基に給与が年齢や勤続年数によって上がっていくシステム（賃金管理システム）． |
|---|---|---|
| 新規採用 | | 新規学卒者を採用し，最も下のランクの仕事に配置する． |
| 中途採用<br>（欠員補充型） | 内部調達<br>（内部昇進） | 上のランクの仕事に欠員が出た時，あるいは新しい仕事ができた時に社内から適切な人材を探し，昇進させて他部門に配属させる． |
| | 外部調達 | 上のランクの仕事に欠員が出た時，あるいは新しい仕事ができた時に社外から採用する． |

## 1）募集

　人材を採用するにあたっては，求人の募集を行う必要がある．募集の方法としては，フォーマルとインフォーマルな方法がある．フォーマルな方法では，公的あるいは民間の職業紹介機関，大学のキャリアセンターや研究室，新聞などの求人広告，求人専門紙や折り込み広告などがある．インフォーマルでは，縁故募集，店頭での求人広告などによる方法がある．また，インターネットでの募集という新たな募集方法も出現してきている（表7.5）．

表7.5　求人募集の方法

フォーマル
・公的な職業紹介機関（公共職業安定所「ハローワーク」，人材銀行など）
・民間の職業紹介機関
・大学のキャリアセンター，研究室など
・新聞の求人広告
・求人専門紙・誌
・求人専門の折り込み広告

インフォーマル
・縁故募集
・店頭での求人広告

・インターネット

## 2）募集対象者

　募集を行うにあたっては，正規雇用か非正規雇用かの社員区分を明示する必要がある．近年では，正規雇用であるが勤務地を限定した社員区分（勤務地限定制度）の募集もみられる（表7.6）．

表 7.6　募集の社員区分

・正社員
・非正社員
　・契約社員
　・パートタイマー
　・アルバイト

・勤務地を限定した社員区分（正社員）
　勤務地限定制度

3）採用のプロセス

採用のプロセスとしては，企業説明会 ⇒ 施設見学 ⇒ エントリー ⇒ インターンシップ ⇒ 試験・面接 ⇒ 採用といったパターンが一般的であるが，企業の規模や状況によりイレギュラーな採用を行うことがある（図7.3）．採用時には，薬物乱用者，犯罪者，志願書類への虚偽の記載あるいは頻繁な職場の変更などといった応募者のスクリーニングを行うことも重要である．雇うことは簡単であるが，解雇することは難しい．時間をかけてリクルートすることが管理者の重要な責務である．

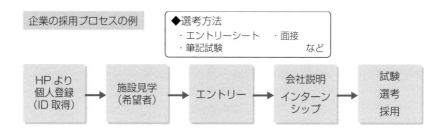

図 7.3　企業採用のプロセス例

4）オリエンテーション

入社をすると新入社員を対象としたオリエンテーションを実施する．オリエンテーションとは，新しい環境などに順応させるための説明会・教育のことである．オリエンテーションの目的は，会社の規則や流れ，会社の目標と経営・運営方針などを説明し社員の考え方を統一することにある．新人であっても，雇用した時点から外部の人間（顧客，患者，取引先など）に対しては会社の代表となることを理解させる必要がある．

5）社員研修

オリエンテーションに続いて，社員研修（トレーニング）を実施する．企業はお金をかけて従業員を教育するのであるから，ただ漫然と従業員の能力を上げるために教育訓練（トレーニング）を行うわけではない．企業が必要としている「使える能力」で，給与などのコストから考え

ても採算がとれる「儲かる能力」を開発することを目標としている．すなわち，管理者（マネジャー）は，従業員が仕事の成果を上げるのを助けることが責務となる．

表7.7に「社員がすべき仕事をしない理由」を示した．社員研修では，個々の従業員の仕事の質と量を向上させることを目的として，従業員に仕事に対する興味を持たせ，やる気を出させて仕事への達成感とモラルを持たせることが重要である．

社員研修は，入社時だけでなく定期的に実施すべきである．企業の目標を達成するとともに，顧客（薬局においては，患者や顧客）によりよいサービスを提供する態度・技能を身に付けさせるためには定期的な社員研修の実施が必要である．

■ 社員研修で育成する能力

社員研修では，実際にどのような能力を育成していくのか．企業では，複数の人が意識的に協力しあって，共通の目的を達成することを組織の一形態とすることから，企業で働く場合には「課題設定能力」，「職務遂行能力」，「対人能力」及び「問題解決能力」の4つの能力が要求される．したがって，管理者（マネジャー）は，その能力を育成することが人材育成の課題となる（表7.8）．

### 表7.7 社員がすべき仕事をしない理由

- ・何をすべきかわからない
- ・どうやればいいかわからない
- ・他にもっと大切なことがあるのではないかと考える
- ・仕事をしてもよいこと（よい結果）がない
- ・仕事をしなくても悪いこと（悪い結果）が起こらない
- ・仕事をしなくても報酬がもらえる
- ・すべき仕事をしたことで叱られる
- ・要望どおりの仕事をする能力がない
- ・仕事の邪魔になる個人的な問題を抱えている

マネジャーは社員の希望を聞き，それを行うための研修を行う必要がある．そして，改善の具合やよかった点などをフィードバックする．

### 表7.8 人材育成に求められる4つの能力

1. 課題設定能力……組織の共通の目的（企業や部門の方針）を理解し，行うべき目的を自分で設定できる能力の育成
2. 職務遂行能力……その目的を達成するための能力の育成
3. 対人能力……他の人と協力して目的を達成する能力の育成
4. 問題解決能力……目的達成の際に起こる問題を克服する能力の育成

### (2) 配置と異動の管理

配置には，初任配属と職場内での異動がある．中小の薬局では，配属された店舗に退職するまで留まることもあるが，一般の企業では配属された職場（店舗または部門）に退職するまで留まることはまれである．異なる店舗や部門への異動（転勤），あるいは職場内での配置の異動（rotation）がある．

それら人事異動の権限に関しては，一般的に，初任配属及び他店舗（他支店）への異動は本部人事部が配置権限を持ち，職場内異動では職場の管理者が権限を持つことが多いが，基本的には本社の人事部にある．

異動させる理由としては，「適性発見の機会を提供すること」，「よりレベルの高い仕事を経験させ能力の伸長を図ること」，「仕事の経験の幅を広げ能力の幅を広げること」または「同一職場内の部門間や異なる職場間の人的交流を行うこと」などがある．また，異動のネガティブな理由としては，「企業内の部門等の統廃合によるもの」または「企業内の部門間等の仕事量のアンバランスの解消を図ること」などがある．

### (3) 評　価

評価は，経営成果を上げるための手段の1つであり，昇給や昇格を決めるうえで重要なプロセスである．人の順番を付けたり格差を付けたりするための仕組みではない．評価は，組織と個人が向上するためのポジティブな行為である．管理者（マネジャー）は，従業員の行動に問題が認められた場合には改善のための注意喚起を行う必要がある．「何のための評価であるのか」，「評価はどうあるべきか」を常に考えなければならない．

組織（会社）や管理者（マネジャー）による従業員や部下の評価は，どこの組織（会社）でも行われていることであるが，すべての組織で同じ評価が行われているわけではない．同じ組織内であっても社員の格付けや業務内容に違いがあれば，必然的に評価の基準が変わるため（図7.4），社員の格付けや業務内容に合わせた評価基準を作成する必要がある．また，業務内容は時代とともに変化するため，業務内容の変化に伴い評価する側の基準も変化しなければならない．管理者（マネジャー）は，従業員がすべき業務内容を定期的に分析し，業務の変化を把握する必要がある．

自身が管理者となり評価する立場になった場合には，評価者は評価される者（従業員や部下）に「何のために何を評価するのか」，すなわち「何を期待しているのか」を明示し伝えることが重要である．

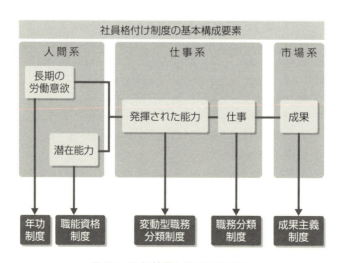

図7.4　評価基準と社員の格付け

## (4) 人材の活用

　組織論による「2・6・2の法則」では，組織には自主的に積極的に働き会社に貢献し利益を生み出す上位層の社員（従業員）が2割，実績・生産性が低く足を引っ張る下位層の社員が2割，上位にも下位にも属さない平均的な社員が6割いるといわれている．この2・6・2のグループを実際に「上位層のみのグループ」，「中位層のみのグループ」，「下位層のみのグループ」に分けて仕事をさせたところ，「中位層のみのグループ」，「下位層のみのグループ」から「上位層のみのグループ」をしのぐ成績を上げた社員が複数誕生したという結果が報告されている．また，下位や中位層の社員を除いて上位層のみの社員を集めて「上位層のみのグループ」をつくっても，グループ全員が上位であり続けることはなく，その中で上位（2）・中位（6）・下位（2）の社員ができる．同様の現象が下位層グループ，中位層グループにもみられる．すなわち，すべての社員は無限の可能性を秘めており，上手にマネジメントをして，やる気を出させることが企業の活性化につながることが認められている．人材活用における成功の方程式は，スキル＋適性＋モチベーションである．適性にあった業務でスキルを伸ばさせ，モチベーションを上げることが重要である．経営者や管理者（マネジャー）が失敗する原因は，自身の技術や専門知識の不足ではなく，部下を効果的にマネジメントする能力が欠けていることである．いかに社員（部下）のモチベーションを上げて効率よく効果的に動かしていくかが，管理者（マネジャー）の課題である．

### 1）モチベーション

　社員（従業員）のモチベーションの向上は，企業（組織）が成功する大きな要因である．そこで，社員のモチベーションをいかにして上げるかが管理者（マネジャー）の課題となる．しかし，モチベーションは，外から与えられるものではなく，自ら生み出すものである．管理者の役割は，社員自らがモチベーションを上げるように導いていくことであり，専門知識を身に付けさせてプロ意識を持たせ達成感を味わわせることである．実際に，モチベーションの高い社員は業務やサービスを改善するために革新的に方法を模索する．モチベーションは，称賛，評価，協力，達成感によって向上する．よい仕事に対する褒賞は，会社の目標を社員に共有させる効果がある．昇給は，モチベーションの向上にあまり影響を与えない．社員のモチベーションの向上は，会社が大きくなるほど難しくなることから，大きな組織では中間管理職を担う管理者が社員を導いていくことが大切である．

　しかし，社員のモチベーションの高さだけでは，仕事を効率よく効果的に動かすことはできない．効果的な仕事をするためには，適切な人員を確保し効率よく業務を遂行させる必要がある．

### 2）効率（efficiency）と効果（effectiveness）

　効率とは，目的に向けた作業過程の経済的な測定値であり，生産高（output）と資金（input）の比率で測定される．すなわち，効率的であるとは，同じ結果を得る時に投入する資源（資金使用量など）が少ないことをいう．

$$\frac{生産高（output）}{資金（input）} \quad または \quad \frac{仕事量}{資金使用量}$$

　一方で効果は，目的がどれだけ達成されたかの度合いである．人事管理においては目的に達成する能力としてとらえられている．

　表7.9に効率と効果についての例を示した．新人薬剤師2人組と3人組に無菌でマニュアルに

沿って1Lの還流液をつくるように指示した．2人組では4時間で188L，3人組では4時間で255L作成した．2人組の効率は94L/4 hrs/人または23.5L/hr/人で，3人組の効率は85L/4 hrs/人または21.25L/hr/人となり，2人組の方が効率がよかった．しかし，不良品発生率でみると，2人組では2.5％，3人組では0.6％となり，3人でつくった方がより効果的であることが示された．

表7.9　効率と効果の例

例：1Lの還流液（irrigating solution）をつくるように職員に命じたとする．
　　職員は，無菌でマニュアルに沿ってつくっていかなければならない．

2人の職員が4時間で188Lつくった．
3人の職員は4時間で255Lつくった．

2人の職員の効率　＝　188/2＝94L/4 hrs/人　または　23.5L/hr/人
3人の職員の効率　＝　255/3＝85L/4 hrs/人　または　21.25L/hr/人

**職員2名の方が多少効率がよい！！！**

2人の職員がつくった還流液の不良品発生率が　2.5％
3人の職員がつくった還流液の不良品発生率が　0.6％

**3人の職員は，マニュアルに沿って，より効果的に還流液をつくった！！！**

このように，人材の活用では，効率と効果の妥当性だけで評価し，動かすことは難しい．特に医療における結果に対する効率と効果の妥当性を評価することは非常に難しい．

日本の薬剤師業務の効率と効果の妥当性は人員配置基準が目安となり，病院薬剤師では入院患者70名につき1名，薬局薬剤師では1日の処方せん枚数40枚につき1名とされている．しかし，病院や店舗の業務内容により，単純な方法で妥当性を評価することは難しい（表7.10，表7.11）．現在，病院，地域薬局ともに薬剤師の活動範囲が広がっていることから，薬局の管理者には業務内容を加味した人員配置を行い効率よく効果的な仕事をしていくことが求められる．

表7.10　病院薬剤師の人員配置基準（医療法施行規則第19条）

| | |
|---|---|
| ・入院患者70名につき | 1名 |
| ・療養型病床群の入院患者150名につき | 1名 |
| ・外来患者に係る取扱い処方せん数75枚につき（端数は切り上げ） | 1名 |

注意：「外来患者に係る取扱い処方せん」とは，院内の調剤所で薬剤師が外来患者に投与する薬剤を調剤するために必要な文書等を指し，その名称の如何を問わないものであり，患者に院外で調剤を受けさせるために交付する処方せん（院外処方せん）を含まないものであること

第 7 章　人事管理　125

表 7.11　薬局薬剤師の人員配置基準（薬局並びに店舗販売業及び配置販売業を行う体制を定める省令）

| 調　剤 | ・1 日に応需する処方せんが 40 枚まで | 1 名 |
| | ・それ以上 40 または端数を増すごとに<br>　（ただし，眼科，耳鼻咽喉科及び歯科の処方せん数については，<br>　3 分の 2 に換算して算定する） | 1 名 |
| 一般用医薬品の販売 | ・医薬品の販売高（消費者に対して直接販売した医薬品の販売高<br>　に限る）の 1 月の平均額が 800 万円まで | 1 名 |
| | ・それ以上 800 万円または端数を増すごとに | 1 名 |

## (5) 報酬管理

　従業員は，労働の対価として，毎月の賃金，賞与，退職金など多様な形で経済的報酬を得ている．それらは，従業員からみると生活を支える所得の源となるが，企業からみると労働費用というコストであり，賃金はその一部である．給与は，雇用契約に基づいて雇用主から従業員に定期的に支払われる労働の対価報酬である．労働費用，すなわち給与は，労働費用＝付加価値＋労働配分率で算出される．給与には，定期的に支払われる給与の他に賞与（ボーナスとも呼ばれる）という定期給与とは別に支払われる給与，いわゆる特別配当・報奨金がある．さらに，労働費用には，現金で支払われる給与の他に退職金，健康保険などの福利厚生費などの現金給与以外の給与が含まれることを経営側の人間は考慮しておく必要がある．

　付加価値とは経営活動が生み出した価値，すなわち利益である．経営者は，これらの費用を基に従業員の給与を算出し支払うことになるが，最低賃金法（最低の賃金を決める）により最低限の給与水準が定められている．給与が低すぎ，他社へ移ってしまう従業員が多いようでは問題である．先にも述べたが，賞与や昇給だけでは社員のモチベーションは上がらない．もちろん，見えないモチベーションにはなっているかもしれないが，人件費の上昇は会社の利益には貢献しない．職場の環境づくりを含めたバランスのよい給与体制を構築していくことが重要である．

　薬局の場合，収入の大半が薬剤師の技術料と薬剤費からなる調剤報酬料であることから，他企業とは収入を得る過程が異なり，薬剤師の労働を基盤とした給与体制を築いていくことが必要となる．さらに，職員の学歴と専門性も加味する必要がある．

　図 7.5 に中央社会保険医療協議会（中医協）が公表した平成 23 年度及び平成 24 年度の薬剤師全体の給与状況，図 7.6 に薬局規模別の薬剤師の給与状況を示した．図 7.7 には国税庁が公表した平成 26 年度のサラリーマンの年齢別年収データを示した．それらのデータから薬剤師の給与と一般サラリーマンの給与を比較すると，最も給与の低い一般病院の薬剤師でも 45 歳の平均的なサラリーマンよりも給与が高いことが認められた．薬局の規模別では，一般の薬剤師は小規模薬局より大規模薬局で給与が高く，管理薬剤師では，小規模薬局で際立って高いことが示されている．小規模薬局で管理薬剤師が高収入であるのは，経営者を兼ねているためである．しかしながら，大規模薬局の勤務薬剤師でも 50〜54 歳男性サラリーマンと同等の収入を得ている．大規模薬局では入社して 4〜5 年で管理薬剤師となれることを加味すると，薬剤師は一般サラリーマンより高収入を得ていることになる．そのうえ，薬剤師は男女差別がほとんどないことから女性薬剤師は同年代の女性サラリーマンと比較するとかなりの高額所得者となる．そのため，経営サ

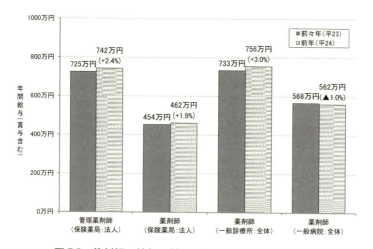

図 7.5 薬剤師の給与の状況（薬剤師全体の平均年収）
（厚生労働省，第 19 回医療経済実態調査結果（中医協））

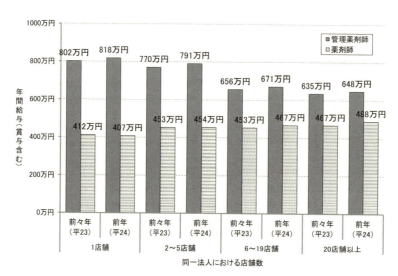

図 7.6 薬局の規模別の薬剤師の給与状況
（厚生労働省，第 19 回医療経済実態調査結果（中医協））

イドからみると，人件費がかさむことになる．経営者は，利益に見合った薬剤師の給与体制を構築していく必要がある．給与が高ければ経営を圧迫し，給与が低ければ，薬剤師の雇用が難しくなる．

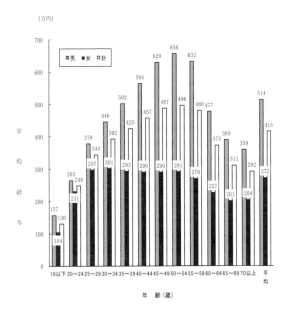

図 7.7 平成 26 年度のサラリーマンの年齢別年収
(国税庁,平成 26 年民間給与実態統計調査)

### (6) 解 雇

　解雇とは，労働契約を使用者の一方的な意思で解除することである．解雇は，労働契約法第16条「解雇は，客観的に合理的な理由を欠き，社会通念上相当であると認められない場合は，その権利を濫用したものとして，無効とする」により正当な理由がない場合には解雇することができない．解雇の種類には，整理解雇，懲戒解雇，普通解雇があり（表 7.12），それぞれ「客観的合理的理由」と「社会通念上の相当性」の要件に当てはまらないと解雇はできない．どこまでが「客観的合理的理由」と「社会通念上の相当性」に相当するかの判断は難しい．いずれにしても雇うのは簡単であるが解雇するのは難しい．従業員を雇う時は，慎重に選ぶことが重要である．

表 7.12 解雇の種類

| | |
|---|---|
| 整理解雇 | 会社の経営上，人事削減が必要な場合に行われる解雇 |
| 懲戒解雇 | 会社の秩序を著しく乱した場合に制裁として行われる解雇 |
| 普通解雇 | 就業規則に定めのある解雇理由に相当する解雇 |

### 7-2-2 労働関係の法制度

　近年以降の資本主義の展開に伴い労働者（従業員）と使用者（経営者，雇用主）の力関係に落差が生じ，労働者は劣悪な労働条件（長時間労働，低賃金など）での労働が強いられ，雇用主により著しい搾取が行われていた．このため，労働者の人権と最低限の生活水準を定めた労働関係

の法律がつくられた.

表7.13に労働関係の法律を示した. 労働関係の法律は, 賃金に関する法律, 労働組合に関する法律, 労働市場（職業の確保）に関する法律の3分野に分類され, 労働者の労働条件を保障している. 人事担当者や管理者は, これらの法律を熟知しておく必要がある

表7.13　労働関係の法律（3分野）

| 労働基準法 | 労働者と使用者との雇用関係を規制し, 労働者が働くうえでの条件や最低基準を設定する分野 | 最低賃金法 | 最低賃金を決める |
| | | 労働基準法 | 労働時間を規制する |
| | | 労働安全衛生法 | 職場の安全を確保する |
| 労働組合法 | 労働組合と使用者・使用者団体との間の集団労使関係をめぐる法の領域 労働組合法, 労使関係調整法が中心 | 団結権 | 労働者が労働組合を結成する, あるいは労働組合に参加する権利 |
| | | 団体交渉権 | 労働者が労働組合を通して使用者と交渉する権利 |
| | | 団体行動権 | 団体交渉などで要求が通らないときに, 労働者がストライキによって使用者に対抗する権利 |
| 労働関係調整法 | 労働市場の枠組みをつくり, 労働市場が適切に機能するように支援するための法律 | 職業安定法 | 会社が行う求人活動, あるいはハローワークや民間の職業紹介会社が就職したい労働者に仕事を紹介する活動など労働力の需給調整システムに関わる法 |
| | | 職業能力開発促進法 | 労働者の能力向上を支援することを目的とした法 |

## 7-2-3　人的資源の最適な利用

職員（人的資源）の活用は, 管理者（マネジャー）の大きな課題である. 目標を達成するためには, 必要な知識や技術を持つ十分な人数の職員が必要であるが, 薬局の管理を行う場合には, 薬剤師はもちろんのこと, 補助スタッフも適切に配置しなければならない. 薬局のような専門性を要求される現場では, 雇用の際に必要な能力や技術を持つことを要求するが, チームで働く手腕や人間関係のスキルも考慮する必要がある.

管理者（マネジャー）は, 職員を訓練し, 評価し, 昇進させ, 場合によっては懲戒処分を行わなければならない. 雇用の際には, 明確な雇用契約を結ぶ必要がある.

実際に, 人材を育成し管理していく場合には, 管理者（マネジャー）は, 職員を特定のビジョンや理念に近づかせるようにやる気を出させたり, 気持ちを変えさせたりするように職員をリードする必要がある. その際, 留意すべきことは, 現在の管理者（マネジャー）と労働者の関係は100年前とは異なり, 職員は高等教育を受け専門性を有していることである. 特に医療現場のよ

うに専門性を要求される職場では管理者よりも高度な専門性を持つ職員を指揮・管理しなければならない．職員を指揮・管理する効果的な方法は，スポーツチームのコーチのように職員と接することである．2011年に埼玉県で起きた調剤過誤事件では，過誤を起こした薬剤師が管理者に叱責されることが怖くて報告を怠り，事後処置もしなかったことから，被害者が20人にも広がり，死者も出た．厳しく抑えつけるだけでは，職員を管理することができないことを心しておく必要がある．

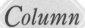

## job description（職務明細書）

日本では一般的ではないが，欧米では採用時に職務を記載したjob description（職務明細書）を提示する．職務明細書とは，入職した際にその従業員が何の仕事をどの程度行っていくかを示したものであり，求人募集や雇用及び従業員を評価する際に必要とされる．

### job description：職務明細書

- job descriptionとは，行う職務を記載したものである
- 記述書は，与えられた仕事とその評価の基になる

＊example：

| clerical position（事務職員） | | pharmacist（薬剤師） | |
|---|---|---|---|
| cashier duties | 60% | dispensing medication | 80% |
| stock shelves with product | 30% | searching for information | 10% |
| other related duties | 10% | administration | 5% |
| | | other related duties | 5% |

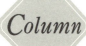

## ウエイの浸透

　それぞれの企業では，それぞれの企業理念や教訓といった特有のウエイがある．ここでは，経営危機にあった日産自動車のV字回復を果たしたカルロス・ゴーン氏が2004年につくった日産ウエイを紹介したい．

　日産自動車の再建を指導したのは，社長のカルロス・ゴーン氏である．しかし，それを実行したのは危機にあった時期に在職していた同じ日産の従業員たちであるといわれている．ゴーン氏は，社員を解雇したり，入れ替えたりすることなく，社員のモチベーションを上げることで会社の再建を果たした．
　では，何が人と組織を変えたのか？？
　それは，**5つの心構えと5つの行動**で構成された日産ウエイである．
　人を入れ替えることなく，人が仕事に取り組む心構えと行動を変えることで，結果を変えることができるとしている．
　企業の競争力は商品やサービスそのものの競争力で評価されるが，それを持続的に支えるのは従業員の心構えと行動であり，それが企業文化をつくり，企業ブランドとして顧客から普遍的な信頼を得ることにつながる．
　ウエイの浸透は安定した企業競争力をつくり出してくれると述べており，このウエイはすべての企業の人的管理と活用に活かせるものである．

### 5つの心構え（Mindset）

| | | |
|---|---|---|
| 1. | Cross-functional, Cross-cultural | 異なった意見・考えを受け入れる多様性を持つ |
| 2. | Transparent | すべてを曖昧にせず，わかりやすく共有化する |
| 3. | Learner | あらゆる機会を通じて，学ぶことに情熱を持ち，学習する組織を実現する |
| 4. | Frugal | 最小の資源で最大の成果をあげる |
| 5. | Competitive | 自己満足に陥ることなく，常に競争を見据え，ベンチマーキングする |

### 5つの行動（Actions）

| | | |
|---|---|---|
| 1. | Motivate | 自分自身を含め，人のやる気を引き出しているか？ |
| 2. | Commit & Target | 自ら達成責任を負い，自らのポテンシャルを十分に発揮しているか？ |
| 3. | Perform | 結果を出すことに全力を注いでいるか？ |
| 4. | Measure | 成果・プロセスは誰でもわかるように測定しているか？ |
| 5. | Challenge | 競争力のある変革に向けて継続的に挑戦しているか？ |

# 第8章

# 医薬品管理

　あなたは経験したことがあるだろうか．冷蔵庫の中で消費期限が過ぎた食品を捨てなくてはならなくなったこと，シリアルを食べたかったのに牛乳が足りなかったこと，冷蔵品を買ってきたものの冷蔵庫の保存スペースが足りなくて入りきらなくなったことなど．これらすべてを経験したという方もいるのではないか．もちろん，食品と医薬品は全く異なるものであるため単純に比較できないが，薬局の薬剤師であれば誰しもが，医薬品管理に関しても同様の経験をしたことがあるはずである．購入した医薬品の使用期限が過ぎてしまい捨てなくてはならなくなったこと，応需した処方せんの調剤に必要な医薬品が足りなかったこと，在庫する医薬品の量が増えすぎて過剰在庫になってしまったことや置く場所に困ったこと等である．薬局の管理者は，これら「在庫管理」についても適正に行う必要がある．

　一方，薬局において適切な医薬品管理を実践するにあたっては，法的な規制のある医薬品，高額医薬品，重点管理医薬品等の管理も極めて重要である．また，法的な規制のある医薬品に関しては，保管に関わる関係法規等を正しく理解したうえで，保管環境とそれぞれの規制対象となる医薬品とを併せて整理しておく必要がある．特に，麻薬，向精神薬，毒薬・劇薬，特定生物由来製品等の重点管理医薬品は，法律や規則に基づいた適正な管理が求められる．

　そこで，本章では医薬品管理の意義と必要性について，「在庫管理」及び「法的規制」の観点から薬局の現場目線で解説する．

## 8-1　医薬品管理の意義と必要性

　医薬品管理とは，薬局で使用する医薬品の採用から患者（または消費者）への供給までのすべての工程に係る管理を意味する．すなわち，採用医薬品の決定から購入管理，さらに使用管理のプロセスにおいて，採用医薬品管理，購入管理，在庫管理，品質管理，供給管理，消費管理，使用管理の確保等のすべての工程が重要となる．薬局の管理者は，これらの工程における医薬品管理を適切に行う必要がある．

## 8-1-1 医薬品管理の流れ

### (1) 医薬品の流通機構と医薬品管理

医薬品は通常,製薬企業等から医薬品卸売業者を介して薬局に納品される.

医薬品は,適正な使用を確保するために,製造から搬入までの流通過程において厳重な管理が求められる.一般的な医薬品の流通過程について図8.1に示す.

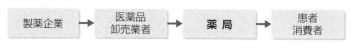

図8.1 医薬品の流通過程

### (2) 医薬品の採用と購入

薬局における使用医薬品の採用は,近隣病院の薬事委員会等の審議結果に基づく要請や,薬局で応需した患者処方せんの内容等に基づき,決定・購入される.薬局における一般的な医薬品管理の流れについて図8.2に示す.

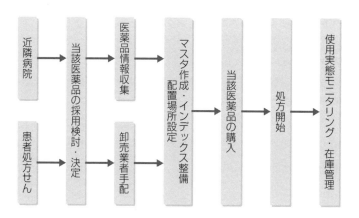

図8.2 薬局における一般的な医薬品管理の流れ

### *Column*

## そのクスリ，ニセモノ？！ホンモノ？！

　2017 年 1 月，奈良県の薬局チェーンで，C 型肝炎治療薬「ハーボニー®配合錠」の偽造品が見つかった．今回偽造品が見つかった薬局チェーンは，販売元の正規取引先以外のルートから当該薬を仕入れていた．偽造薬の問題は世界的に広がっており，2010 年の WHO のレポートによると，偽造薬の流通量は世界で 750 億ドル（約 8 兆 6,000 億円）にも達すると推計されている．欧米では，正規のルートにも偽造薬が入り込む事例も起きている．日本では国民皆保険制度や強固な流通網のおかげで偽造薬が入り込む危険性は低いと思われてきたが，そうした認識も改める必要があるかもしれない．

## 8-2 医薬品の適正な在庫管理

　「財務上」の観点からの「医薬品の適正な在庫管理」については，既に第 6 章「財務管理」6-3-2「保険（調剤）薬局における医薬品の適正在庫」の項で述べた．本節では，先の冷蔵庫にまつわる経験を例として，薬局における医薬品の適正な在庫管理の実際について，「もの」としての在庫管理という観点で記述していく．

### 8-2-1 医薬品の適正な在庫管理

　薬局において医薬品が卸売業者より納品されてから患者へ払い出されるまでの間において，医薬品の品質管理を含む適正な在庫管理が必要となる．これには，医薬品数及び種類の管理，使用期限の管理，貯蔵方法の管理及び在庫スペースの管理等を含む．

#### (1) 医薬品数及び種類の管理

　平成 28 年度の診療報酬改定において，基準調剤加算の算定要件の 1 つに「1,200 品目以上の医薬品を備蓄すること」という条件が求められており，保険薬局がいかに多くの医薬品を取り揃える必要があるかがわかる．多くの診療科を有する総合病院の近隣薬局や複数の医療機関から処方せんを応需する（面分業を実施しているような）薬局等においては，2,000 品目にも及ぶ医薬品を在庫している場合もある．ちなみに，一般的なコンビニエンスストアにおいては，約 3,000 品目の商品数を取り扱っているといわれている．

基準薬局として備蓄が求められている 1,200 品目を多いと感じるかもしれないが，保険医療で使用可能な医薬品数は総計約 15,000 品目にもなる．家庭において，パンがなければケーキを食べればすむのとは異なり，処方せんに記載されている薬の在庫が足りないからといって，勝手に他の医薬品に変更することはできない．一方で，保険医療で使用可能な医薬品約 15,000 品目すべてを自店舗で在庫することも現実的ではないため，主応需先医療機関の診療科目や定期的に処方せんを応需している患者の処方内容等を勘案し，適切な医薬品数及び種類を在庫することとなる．

前述のように，新薬や後発医薬品等が病院で新たに採用されるような場合には，病院の薬事委員会等により審議が図られ，当該医薬品の取扱い開始時期等が決定されるため，薬局の管理者としてはこれらの情報が随時入手可能となる連携体制の構築が必要である．

## (2) 使用期限の管理

医薬品には医薬品ごとに使用期限が設定されている．それぞれの医薬品の使用期限の設定は，「安定性試験」により決定される．何らかの事情で使用期限が超過してしまった場合には，当該医薬品の安全性及び有効性が保証されず，患者へ交付することができなくなる．

薬局としては，使用期限が超過した医薬品はやむを得ず廃棄処分することになるが，医薬品は 100 錠包装あたり 1 万円を超えるものも多く，1 包装で 100 万円を超えるような高額の薬もある．薬局の経営者や管理者としては，でき得る限り廃棄処分となる医薬品を減らし，経営悪化を防止しなければならない．そのため，チェーン薬局等の多くは，患者に払い出されなくなった医薬品（不動在庫，デッドストック）をチェーン薬局内の他店舗に移動することにより廃棄処分とならないように工夫している．

使用期限の管理方法としては，日々の調剤時において期限の短いものから先に調剤すること（先出し調剤）はもちろんではあるが，決算期等に行う医薬品の棚卸業務で，使用期限が切迫している品目を確認し対応している場合が多い．

## (3) 貯蔵方法の管理

食品であれば，牛乳は冷蔵庫に，アイスクリームは冷凍庫に保存しなければいけないように，医薬品に関しても温度管理が大切であり，さらには湿度や遮光等の貯蔵条件にも注意を払わなければならない．したがって管理者は，医薬品ごとに定められている貯蔵方法について添付文書等にて確認し，適切に保管することが必要である．医薬品の品質に影響を与える因子については，本章にて後述する．

## (4) 在庫スペース等の管理

医薬品の不足を起こしてしまうと患者の生命に重大な影響を与える可能性もあるため，不足を回避する目的で，医薬品を過剰に在庫してしまうことがある．その結果，在庫する医薬品の数や種類が増え，その管理に必要な手間や時間も多くなり，必然的に薬局内の在庫スペースの確保が困難となる．また，医薬品の購入には相応の資金もかかっており，使用期限超過のリスクが増加すること等も併せて考慮すると，できる限り過剰在庫は避けたい．

第8章 医薬品管理 135

## 8-2-2 在庫不足時の対応

前項で述べたことを踏まえたうえで医薬品の在庫数や種類を適正に管理していたとしても，不定期で使用する医薬品が処方されたり，面処方の処方せんを応需するような場合もある．そのような場合に，予期せぬ医薬品の不足が発生することが多い．

表8.1の事例で必要な医薬品が不足してしまった場合について考えてみよう．例えば，後発医薬品であるデキストロメトルファン臭化水素酸塩錠15 mg「NP」については，その先発品であるメジコン®錠15 mgの在庫しかないような場合がある．カロナール®錠200 mgの在庫はあるがカロナール®錠500 mgの在庫がないような場合や，インフルエンザの流行初期においては，タミフル®カプセル75 mgを未だ十分に在庫していないような場合もあるかもしれない．

表8.1　インフルエンザの処方例

| | | |
|---|---|---|
| Rp.1) | | |
| タミフルカプセル75　75 mg …………………………………… 2 C | | |
| ポララミン錠2 mg ……………………………………………… 2錠 | | |
| ［用法］　1日2回朝・夕食後 | 5日分 | |
| Rp.2) | | |
| デキストロメトルファン臭化水素酸塩錠15 mg「NP」……… 6錠 | | |
| ［用法］　1日3回毎食後 | 5日分 | |
| Rp.3) | | |
| カロナール錠500　500 mg ……………………………………… 1錠 | | |
| ［用法］　38.5℃以上の発熱時，1日2回まで | 10回分 | |

これらの例のように，在庫の不足にも様々なパターンがあり，不足した医薬品の種類や数量等によって，薬局として適切な対応方法が異なってくることがある．以下に，在庫不足時の具体的対応例を記述する．

### (1) 医薬品卸売業者からの購入

通常，薬局においては医薬品が一定の在庫量を下回った時点で，1日に1度か2度定期的な発注（オンライン発注，定期発注）を行っている．不足した医薬品が，患者が定期的に服用しているような医薬品であり，患者の手元に不足薬が届くまでの間の残薬があればこの方法でも対応が可能である．しかしながら，本事例のインフルエンザのような急性疾患が対象であるような場合等，今すぐにでも薬の交付及び服用が必要である際には不向きである．この方法の欠点は，医薬品の納品が翌日以降になってしまうことが多く，早急な対応が難しいことにある．

このような場合には，当日中の早急なタイミングで配送可能な臨時発注（電話発注，FAX発注）を用いる．卸売業者に薬を発注してから薬局に薬が届くまでの時間は，対応する業者や地域等によっても大きな差はあるが，早い場合には発注後30分程度で薬が薬局に納品されるような場合もある．卸売業者から薬局に医薬品が納品されたら，すみやかに不足薬の調剤を行い患者宅へ直接お届けするか，患者の都合等によっては薬局へ再来局してもらう場合もある．週末に配送を行っていない業者の場合には，患者の手元に薬が届くのが最短でも週明けになってしまうよう

なこともある．また，すぐに薬の服用が必要ではあるが，患家が薬局から遠い等の理由で対応が困難な場合には，患家の近隣薬局に紹介するような場合もある．

## (2) 他薬局からの分譲（小分け，現金買い）

近くに保険薬局があれば，医薬品の種類によっては分譲（小分け，現金買い）を依頼することも可能である．該当する医薬品の在庫がある場合には，すぐに医薬品が入手可能ではあるものの，薬局間における医薬品の譲受・譲渡には規定の書類や金銭の授受等が発生するため，この方法を多用すると分譲を依頼する薬局に迷惑がかかることになる．また，分譲の際には原則的に薬価での購入となるため，別途，消費税が発生する他，地域によっては，手数料が発生する場合もある．そのため，高額医薬品を分譲するような場合には相応の経済的負担が強いられる．例えば，10万円の薬であれば分譲の際に消費税を支払うが，患者への医薬品交付時には薬価での提供となるため，この方法を用いた場合には薬局としては現行税率8％分，すなわち8千円の経済的負担を負うこととなる．

また，分譲については医薬品医療機器等法により，規制されている（表8.2）．保険薬局は医薬品販売許可業態である「薬局」に分類されるが，ここでいう「薬局」の定義は「薬剤師が販売または授与の目的で調剤の業務を行う場所をいう．ただし，病院若しくは診療所または家畜診療施設の調剤所は除く」となっているため，「薬局」から「病院」への分譲は可能であるが，「病院」から「薬局」への分譲はできないのである．

表 8.2　医薬品販売業の許可（医薬品医療機器等法第 24 条）

・薬局開設者又は医薬品の販売業の許可を受けた者でなければ，業として，医薬品を販売し，授与し，又は販売若しくは授与の目的で貯蔵し，若しくは陳列（配置することを含む．以下同じ．）してはならない．

## (3) 同一成分の別薬へ変更

前述の（1）及び（2）の方法では，処方せんに記載された医薬品を入手する方法について述べたが，次に同一成分の別薬へ変更する方法を記載する．

1）後発医薬品へ変更

処方せんに変更不可の記載がなく，患者の同意があれば疑義照会なしで後発医薬品に変更することが可能である．規格や剤型の変更についても，ルールの範囲内であれば疑義照会なしで行うことができる（図8.3）．このように，医師が処方した銘柄を後発医薬品に変更する場合等は，FAX等の方法で処方せん発行元の医療機関に情報提供を行うことが一般的である．

また近年，成分名と剤型・規格のみが記載されている「一般名処方」が増えてきている．平成26年度の診療報酬改定から，処方せんを一般名処方で発行すると医師はより多くの処方せん料を得られるようになったことが1つの要因である．一般名処方で記載された処方せんの場合には，薬局で在庫している銘柄で交付することが可能である．また最近は，先発品と同じ方法でつ

くられた．オーソライズドジェネリック（AG）と呼ばれる後発医薬品も登場してきているため，患者の不安感が解消されやすくなる等，後発医薬品への変更が行いやすい環境が整備されてきている．

2）先発医薬品へ変更

成分は同じであるが名称が異なる先発品が存在する医薬品もある．先発医薬品への変更を行う場合には医師への疑義照会が必須である（図8.3）（例．アムロジピン：アムロジン®とノルバスク®）．

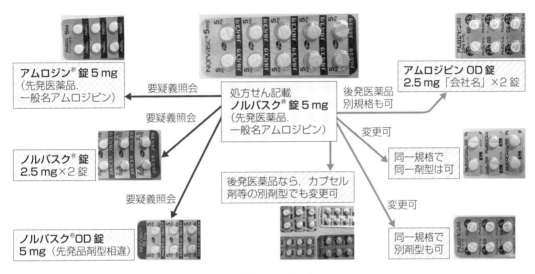

図8.3 別薬への変更パターン

### （4）大規模災害時等における特殊な状況の場合

通常業務下における医薬品の在庫不足における対応としては，(1)～(3)の対応が基本ではあるものの，連絡手段や交通が途絶した災害時においては，薬が不足したとしても卸売業者や他の薬局を介した対応が難しい場合が多い．そのような場合には，自店舗で在庫している同種同効薬での対応を検討したい．例えば解熱鎮痛薬を例にあげても，ロキソプロフェン，セレコキシブ，ジクロフェナク等，同種同効薬が多数存在するため，症状や適応症が合っていると薬剤師が判断すれば，在庫している薬への処方変更の提案を医師へ行う場合もある．

大規模災害時にはさらに深刻な状況となる．東日本大震災では津波により薬局や医薬品は流され，避難所や救護所に満足な量の医薬品が供給されなかったため，手元にある資源での対応が求められた．患者自身も，治療に必要な薬や服用薬の情報が記載されているお薬手帳を失っているケースが多く，本人が服用している薬の名前等を覚えていないような場合はさらに対応が困難になる．薬剤師は薬を失った患者へ何の病気で治療をしていて，どのような種類の薬を服用していたのか，薬の色は何色でどんな形をしていたか，1日何回服用していたのか等といった質問から服用薬を特定し，手元にある資源から最適な対応を判断する必要がある．

東日本大震災での教訓により，近年「モバイルファーマシー（災害対策医薬品供給車両）」というキャンピングカーを改造した走る薬局が登場し，2017年1月21日時点において全国で6台が配置されている．

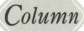

### 注意！郵送してはいけない薬とは？

　麻薬の在庫が足りなかった場合などでは患者宅へ不足分を郵送したいところだが，麻薬の郵送は認められていない．これは郵送や配送時の紛失等が懸念されるためであり，薬剤師が患者宅へ配達するか，患者が薬局に取りに行く必要がある．また，麻薬は患者の疼痛の状況に応じて規格や剤型が変更されるため，今までの処方薬が突然中止になる場合がある．患者の疼痛が十分にコントロールされているのであれば，在庫量に余裕を持たせたいところだが，医薬品卸業者への返品ができないため，慎重な在庫管理が必要である．

## 8-2-3 在庫管理の実際

　本項では，薬局における医薬品の在庫管理の実際について確認したい．
　レセコン（レセプトコンピュータ）を使用すると，医薬品の品目ごとにおける現時点での理論在庫量や当月中に払い出された数量等を調べることが可能である（図8.4，図8.5）．当日の業務において払い出された品目については，その品目ごとに発注が必要であるかの検討を行い，必要に応じて発注業務を実施する必要がある．発注方法にはいくつかの方法があり，それぞれの方法に利点・欠点があるため，品目ごとに適切な方法を選択する必要がある．以下に，医薬品の主な発注方法を記載する．

### (1) 定数発注方式

　当日に払い出された数量をもとに発注を行う最も初歩的な方法である．医薬品在庫を包装単位で管理し，未開封の包装が何箱以下になったら発注するといった「定数」を基本とした発注方法である．本発注方法の利点としては，発注検討にかかる時間や手間が比較的少なく，薬剤師以外の事務員等でも容易に対応が可能な点である．一方欠点としては，当日中に払い出された数量が100錠未満であった場合においても，実際に発注する量は最低包装単位（多くが100錠包装）となるため，一時的に過剰在庫となるリスクが大きいことである．

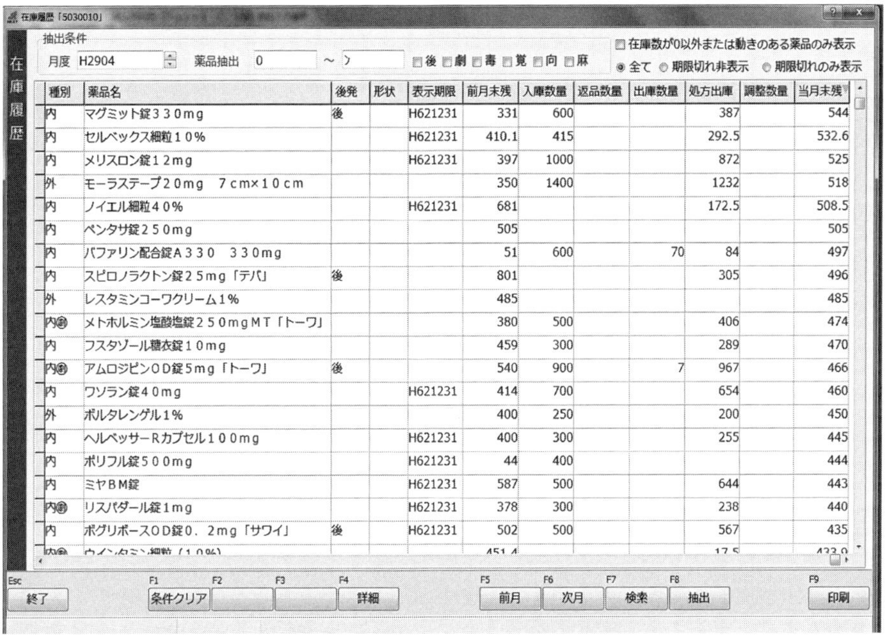


| 種別 | 薬品名 | 後発 | 形状 | 表示期限 | 前月末残 | 入庫数量 | 返品数量 | 出庫数量 | 処方出庫 | 調整数量 | 当月末残 |
|---|---|---|---|---|---|---|---|---|---|---|---|
| 内 | マグミット錠３３０ｍｇ | 後 | | H621231 | 331 | 600 | | | 387 | | 544 |
| 内 | セルベックス細粒１０％ | | | H621231 | 410.1 | 415 | | | 292.5 | | 532.6 |
| 内 | メリスロン錠１２ｍｇ | | | H621231 | 397 | 1000 | | | 872 | | 525 |
| 外 | モーラステープ２０ｍｇ　７ｃｍ×１０ｃｍ | | | | 350 | 1400 | | | 1232 | | 518 |
| 内 | ノイエル細粒４０％ | | | H621231 | 681 | | | | 172.5 | | 508.5 |
| 内 | ペンタサ錠２５０ｍｇ | | | | 505 | | | | | | 505 |
| 内 | バファリン配合錠Ａ３３０　３３０ｍｇ | | | | 51 | 600 | | 70 | 84 | | 497 |
| 内 | スピロノラクトン錠２５ｍｇ「テバ」 | 後 | | | 801 | | | | 305 | | 496 |
| 外 | レスタミンコーワクリーム１％ | | | | 485 | | | | | | 485 |
| 内㊖ | メトホルミン塩酸塩錠２５０ｍｇＭＴ「トーワ」 | | | | 380 | 500 | | | 406 | | 474 |
| 内 | フスタゾール糖衣錠１０ｍｇ | | | | 459 | 300 | | | 289 | | 470 |
| 内㊖ | アムロジピンＯＤ錠５ｍｇ「トーワ」 | 後 | | | 540 | 900 | | 7 | 967 | | 466 |
| 内 | ワソラン錠４０ｍｇ | | | H621231 | 414 | 700 | | | 654 | | 460 |
| 外 | ボルタレンゲル１％ | | | | 400 | 250 | | | 200 | | 450 |
| 内 | ヘルベッサーＲカプセル１００ｍｇ | | | H621231 | 400 | 300 | | | 255 | | 445 |
| 内 | ポリフル錠５００ｍｇ | | | H621231 | 44 | 400 | | | | | 444 |
| 内 | ミヤＢＭ錠 | | | H621231 | 587 | 500 | | | 644 | | 443 |
| 内㊖ | リスパダール錠１ｍｇ | | | H621231 | 378 | 300 | | | 238 | | 440 |
| 内 | ボグリボースＯＤ錠０．２ｍｇ「サワイ」 | 後 | | H621231 | 502 | 500 | | | 567 | | 435 |

図 8.4　医薬品ごとの入出庫数一覧
（有限会社ブルークロスより提供）

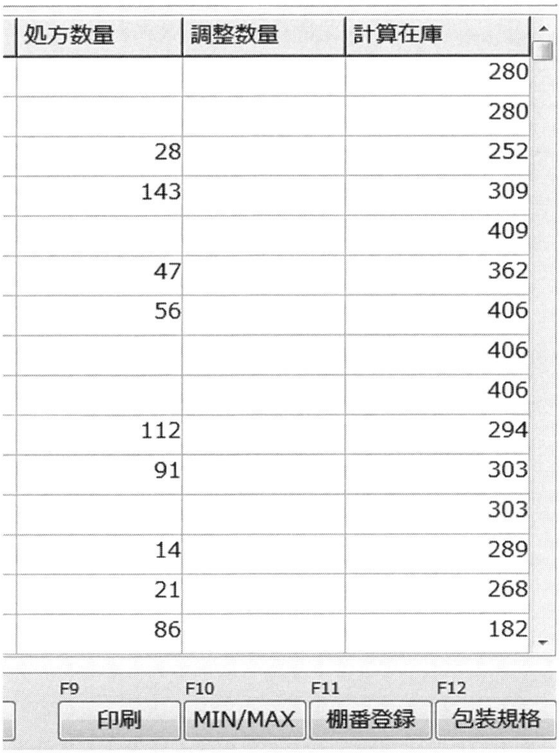


| 処方数量 | 調整数量 | 計算在庫 |
|---|---|---|
| | | 280 |
| | | 280 |
| 28 | | 252 |
| 143 | | 309 |
| | | 409 |
| 47 | | 362 |
| 56 | | 406 |
| | | 406 |
| | | 406 |
| 112 | | 294 |
| 91 | | 303 |
| | | 303 |
| 14 | | 289 |
| 21 | | 268 |
| 86 | | 182 |

図 8.5　医薬品の在庫詳細
（有限会社ブルークロスより提供）

多くの薬局では処方された薬の個装箱を取っておき，個装箱のバーコードをバーコードリーダーで読み込むことにより，インターネット経由でオンライン発注を行うことが多い．調剤者が個装箱を誤って廃棄してしまったような場合には発注が行われずに，在庫不足となってしまう可能性もあるため注意が必要である．薬局を新規に開局した直後のような，処方傾向等に関する情報が不十分な際に用いることが多い手法である．

### (2) 発注点方式

毎日 50～200 錠程度の数量が複数の患者に処方されているような汎用品目であれば，ある一定の数量，例えば在庫数量が 300 錠を下回ったら発注するといったように，レセプトコンピュータシステムを用いて医薬品ごとにあらかじめ「発注点」を設定しておく方法である．バーコードを貼付した発注棒等を該当医薬品の個装箱に添付しておくとさらに発注が容易となる（図 8.6）．本法の利点としては，1 度発注点を設定してしまえばその後の発注作業がルーチン化できるため，発注検討が必要ない点にある．毎日ある程度の数量が処方される汎用品目の発注に本法を採用すれば，在庫の不足も過剰も起こりにくい．不定期に処方される品目や高額の医薬品等においては，過剰在庫や在庫金額増となってしまうため不向きである．また，花粉症やインフルエンザ治療薬等，季節に応じて処方量が変動するような品目については，適切な時期に発注点を調整する等の対応が必要となる．

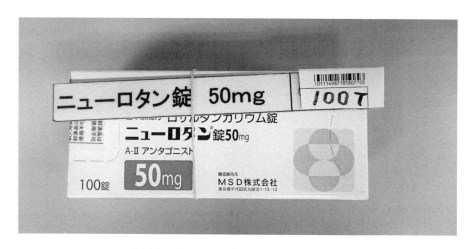

図 8.6 バーコードを貼付した発注棒の例
（ニューロタン®錠，MSD，有限会社ブルークロスより提供）

### (3) 当用買い方式

希少疾患に使用するオーファンドラッグや高額医薬品等については，次回いつ処方される予定であるのか，患者ごとに個別に聴き取り等を行い管理・発注する場合が多い．近年，経口 C 型肝炎治療薬等，1 回の処方で数 10 万～100 万円を超えるような高額医薬品も増えてきており，それに合わせて本法を使用するケースも増えてきている．利点としては，患者ごと・医薬品ごとに個別の管理・発注業務を行うため，在庫金額を最小に抑えることが可能である点である．一方欠

点としては，カレンダー等を用いて次回来局日を記載・管理する等，実施に時間や手間がかかる点である．また，旅行や体調変化等の患者都合によって来局日が予定より早まると，当該医薬品の在庫が全くないような場合も考えられるため注意が必要である．

## 8-2-4 過剰在庫時の対応

薬局の管理者は，定期的に品目ごとの発注点を検討し，必要に応じて発注点もしくは発注方法の変更を行う等，適切な在庫の数量管理を行う必要がある．これら管理によって，ある程度医薬品の不足が起こりにくい環境が整備できれば，管理者としては一安心である．その一方で，管理状況によっては過剰在庫が発生する場合も考えられるため，管理者は医薬品の不足だけではなく，過剰在庫についても適正な対応を行う必要がある．

以下に在庫量適正化に関する方法について記載する．

### (1) 返 品

購入した医薬品の包装が未開封かつ外装の汚れ・破損等がない状態であり，使用期限がある程度の期間残っているような場合には，卸売業者への返品が可能な場合がある．新規に医薬品を採用したものの，一定期間処方されないような場合等においては，返品を検討することが多い．ただし業者によっては，冷所保管が必要な医薬品等，原則的に返品を受け付けてもらえないような品目もあるため，購入時には注意が必要である．

### (2) 店舗間移動

チェーン薬局等であれば，自店舗に必要最低限の数量を残すか，もしくは全量を他店舗に移動することにより過剰在庫を回避することも可能である．最小包装単位が1,000錠を超えるような大包装しかないような品目や，開封後に1度しか処方されずに不動在庫となった品目等については，本法を用いた在庫管理を検討したい．しかしながら，チェーン薬局等の場合においても，引き受け先の店舗が遠方の場合や，店舗間移動を行う医薬品の金額が極めて安価な場合等においては，発生する送料等を勘案して店舗間移動を行うかどうかを決定する必要がある．

### (3) 発注点及び発注方法の見直し

薬局が新規開局後に一定の期間が経過し処方せんの応需枚数が増加したり，季節性の疾患が発生する等の理由で払い出される医薬品の数量に変動が発生する場合があるため，管理者は必要に応じて発注点及び発注方法を見直す必要がある．

在庫量の管理や発注業務については，比較的小規模の薬局の場合には管理者が直接行うと効率的ではあるが，管理する薬局の規模が比較的大きい場合には管理者のみでの管理が困難な場合がある．このように規模が比較的大きい薬局で安定した在庫管理を行うためには，複数の局員が店舗の共通ルールに基づいて発注点や発注方法の見直しを行う等，管理者の補助が可能となるような仕組みづくりも重要である．

### *Column*

## 過剰在庫と在庫不足のどちらがよい？

　本章を勉強すると，医薬品の在庫量は削減するに越したことはないと思ってしまう方もいるかもしれない．しかしながら，医薬品の不足にも多くのリスクがある．

　治療に必要な薬をもらうため，定期的に処方せんを薬局に持ってきても，いつも薬が足りなかったとしたら，あなたはその薬局に通い続けようと思うだろうか．患者ががっかりする薬局はかかりつけ薬局には選ばれないだろうし，近所に悪い評判が伝われば患者はこなくなる．当然ではあるが，患者がこなくなると薬局の経営自体も危ぶまれる．薬局での損失を推定すると，処方せん1枚あたりの売上が10,000円，技術料（粗利）を3,000円と仮定し，1月に1回来局していた患者がこなくなったとすると，1年間で売上120,000円，技術料（粗利）36,000円の損失となる．患者を10人失うと，売上120万円，技術料（粗利）36万円の損失，100名失うと…．

　また，欠品した薬を患者宅へ届けたり郵送したりする費用や手間も発生する．いうまでもなく在庫管理はバランスが大切であり，それぞれの薬局の状況に応じた判断が必要になるのである．

## 8-3　医薬品管理に関するガイドライン・法的規制

　医薬品はその特性上，適正に使用されないような場合には，無効となることもあるだろうし，場合によっては人体にとって毒にもなり得る．さらには，適正な管理が行われないような場合には，医薬品を用いた犯罪等が発生するようなリスクも含んでいる．そのため，医薬品の製造，貯蔵，管理等においては，種々の法律やガイドラインによる規制を受けている．

　薬剤師は，これらを十分に理解することで，医薬品を適正に管理し，患者に交付することができるのである．そこで本項では，薬局の管理者として必要な知識の1つである，医薬品管理に関する種々のガイドラインや法的規制について述べる．

### 8-3-1　安定性試験

　医薬品は，製造されてから患者が服用するまでのすべての過程（倉庫での保管，輸送，病院や家庭での保存等）において品質が保たれていることが重要である．薬の有効成分が上記過程において変質したり，分解することのないよう，厚生労働省の発行するガイドラインにより安定性試

験を行うことが定められている.

　安定性試験とは，温度，湿度，光等の様々な環境下で医薬品品質の経時的変化を明らかにし，その結果に基づいて貯蔵条件や有効期間を設定するために実施する保存試験である．安定性試験には，長期保存試験，加速試験及び苛酷試験の3種類があり，それぞれの目的は次のとおりである．

　安定性試験の結果の1例を表8.3に示す.

## (1) 長期保存試験

　長期保存試験は，申請する貯蔵方法において，原薬または製剤の物理的，化学的，生物学的及び微生物学的性質が，申請する有効期間を通じて適正に保持されることを評価するための試験である.

## (2) 加速試験

　加速試験は，申請する貯蔵方法で長期間保存した場合の化学的変化を予測すると同時に，流通期間中に起こり得る上記貯蔵方法からの短期的な逸脱の影響を評価するための試験である．加速試験は，原薬または製剤の化学的変化または物理的変化を促進する保存条件を用いて行う．なお，加速試験の結果が物理的変化の予測に適用できるとは限らない.

## (3) 苛酷試験

　苛酷試験は，流通の間に遭遇する可能性のある苛酷な条件における品質の安定性に関する情報

表8.3　キプレス® チュアブル錠（杏林製薬）5 mg における安定性試験の結果

| 試験区分 | | 保存条件 | | 保存期間 | 保存形態 | 結　果 |
|---|---|---|---|---|---|---|
| | | 温度 | 湿度 | | | |
| 長期保存試験 | | 25℃ | 60% RH | 36 か月 | アルミ袋 | 変化なし |
| 加速試験 | | 40℃ | 75% RH | 6 か月 | アルミ袋 | 変化なし |
| 苛酷試験 | 温度 | 60℃ | 環境湿度 | 3 か月 | 無包装 | 類縁物質が増加した. |
| | 湿度 | 25℃ | 85% RH | 3 か月 | 無包装 | 溶出率が低下し，崩壊時間は延長し，水分は増加した．本品は湿度に対し影響を受けやすいことが確認された. |
| | | | | | PTP 包装 | 変化なし |
| | 光 | 室温 | 環境湿度 | （白色蛍光灯）120 万 lux・hr ＋ （近紫外蛍光灯）200 W・h/m² | 無包装 | 類縁物質が増加した．本品は光に対して影響を受けやすいことが確認された. |
| | | | | | PTP 包装 | 類縁物質の増加が抑制され，分解を緩和できることが確認された. |
| | | | | | アルミ袋 | 変化なし |

（医薬品インタビューフォームより）

を得るための試験であり，加速試験よりも苛酷な保存条件を用いて行う．苛酷試験は，医薬品本来の安定性に関する特性，すなわち分解生成物，分解経路，分解機構を解明するため，さらに安定性試験に用いる分解生成物の分析方法の適合性を確認するためにも利用できる．また，特殊な製剤の場合，特別な保存条件での安定性を評価するために実施するインタビューフォームから試験の情報を確認することができる．

### 8-3-2 医薬品の有効期限と使用期限

　一般的に，医療用医薬品は，未開封の状態で適切な保存条件下であれば3年間は品質を確保できるとされている．3年以内に経時変化によって分解または変質，腐敗等，薬効が減少するとみられる医薬品については，品質が保証できる期間を周知しなくてはいけないため，「有効期間」を直接の容器または被包に記載することが義務づけられている．「有効期間」の終点のことを「有効期限」といい，「年月」で表記される（表8.4）．

　該当製品は，医薬品医療機器等法第41条に基づいて定められた「日本薬局方収載医薬品」及び医薬品医療機器等法第42条第1項に基づいて定められた生物学的製剤，放射性医薬品，生物由来原料，体外診断用医薬品，血液型判定用抗体及び医薬品医療機器等法第2条第9項に定められた再生医療等製品である．

　3年以上有効性が安定であれば，その有効期間（期限）を記載する必要はないが，3年以上安定な医薬品にも製薬会社の自主的申し合わせにより期限を表示している．これを「使用期限」という．さらには，昭和55年の旧薬事法（現在の医薬品医療機器等法）改正の際に，「当時の厚生大臣（現在の厚生労働大臣）の指定する医薬品」については使用期限表示が義務づけられるようになった．3年以上の安定性があり，使用期限表示の厚生労働省の指定をされていないものについては，今でも使用期限を表示していない医薬品がある．代表例は，モルヒネをはじめとする医療用麻薬である．医療用麻薬は経時的に安定であり，医療資源の有効活用，廃棄するにも行政上の手続きがあり煩雑であること等の理由によって使用期限を表示していないものもある．もちろん，医療用麻薬でも上記のように3年以内の有効性が担保できないものには有効期間（期限）の表示がされている．最近では3年以上安定な医療用麻薬にも自主的に使用期限を表記するメーカーが増えてきている．

表8.4　医薬品の有効期限と使用期限

・「有効期間」…未開封状態にて適正保管した時に，3年以内の安定性が担保できないものに表示．
・「有効期限」…有効期間の終了年月のこと．
・「使用期限」…未開封状態にて適正保管した時に，3年以上安定な製品で厚生労働大臣の指定する医薬品またはメーカーが自主的に表示．
・未開封状態にて適正保管した時に，3年以上安定な製品で厚生労働大臣の指定する医薬品以外は任意表示でよい．

第8章 医薬品管理 145

### 8-3-3 医薬品の品質に影響を与える因子

　前述のとおり，医薬品は，温度，湿度，光等の影響により安定性が損なわれたり，含量低下や外観変化等を生じる可能性もあるため，薬局への医薬品の納品後においても，その品質管理には十分に留意する必要がある．

#### (1) 温度管理

　日本薬局方には，「製剤は，別に規定するもののほか，室温で保存する」と記載されていることから，医薬品倉庫等は常に1〜30℃でなければならない．したがって，医薬品倉庫内には独立したエアコン等を設置して適切な温度管理を行い，温度計を設置する必要がある．

　また，医薬品によっては冷所保存（別に規定するもののほか，1〜15℃）する必要がある．例えば，インスリン製剤は凍結を避けて冷所保存（厳密には「2〜8℃で遮光保存」等決められている）しなければならないため，通常は保冷庫で保管する．このような，冷所保存の必要がある医薬品は，庫内ファン，温度計を備えた保冷庫に保存する必要があり，品質管理上管理者は薬局管理簿に保冷庫内の温度を毎日記録しておく必要がある．冷所保存の医薬品は，トラブル等による保冷庫内の温度上昇によって品質が確保できなくなることもあるため，停電等に備えて非常用電源につながるコンセントを利用する必要がある．当然ではあるが，万が一医薬品の管理状態が不適切となってしまった場合には，患者へ交付することができなくなってしまう．

　日本薬局方における各温度の定義について表8.5に示す．

#### (2) 湿度管理

　医薬品の保管条件としては，湿度45〜55％程度が望ましいとされている．わが国は通年湿度が高い傾向にあるため十分な注意が必要である．特に口腔内崩壊錠をはじめとする一部の錠剤や散剤，漢方エキス顆粒製剤等は湿度による外観変化等が起こりやすい剤型である．ほとんどの医薬品は使用期限内であれば包装から取り出さない限り湿度の影響は少ないが，バラ錠やヒート包装より取り出された後の錠剤，ボトル入りの散剤及び顆粒剤等には注意が必要である．必要に応じて気密容器や乾燥剤等を利用して保存しておくとよい．また，医薬品の使用頻度を精査したうえで，頻度が低い品目等については，使用直前まで開封しない等，各薬局において運用方法を検討することも必要である．

表8.5　各温度の定義（日本薬局方通則第15項）

| 名称 | 温度 |
|---|---|
| 標準温度 | 20℃ |
| 常温 | 15〜25℃ |
| 室温 | 1〜30℃ |
| 微温 | 30〜40℃ |
| 冷所 | 別に規定するもののほか，1〜15℃ |

## (3) 光による影響

一般に，医薬品の品質に影響を及ぼす光は 290～450 nm の紫外線及び短波長の可視光線であり，これにより分解，変質する医薬品が多く認められている．直射日光のみならず蛍光灯の光の影響を受ける場合もあるため注意が必要である．添付文書を十分に確認し，遮光保存の必要がある医薬品に関しては，使用直前まで包装から取り出さない，適切に遮光袋を利用する等，調剤内規やマニュアル等にて運用を詳細に定めておく必要がある．

### 8-3-4 麻薬，向精神薬，覚せい剤原料の取扱いに関わる規定

麻薬及び向精神薬の輸入，輸出，製造，製剤，譲渡等については，薬物濫用防止等の観点から，「麻薬及び向精神薬取締法」によって厳格に規定されている．向精神薬については，濫用の危険性と治療上の有用性から麻薬及び向精神薬取締法第2条の1の別表3により指定されており，第一種，第二種，第三種の3つに分類されている．第一種向精神薬にはメチルフェニデート等，第二種向精神薬にはフルニトラゼパム，ペンタゾシン等，第三種向精神薬にはトリアゾラム，ブロチゾラム，エチゾラム等が指定されている（エチゾラム及びゾピクロンは 2016 年 11 月 1 日より追加指定）．向精神薬を不正に入手（搾取）する目的で，不審な処方せん（例えば，カラーコピー，パソコン等により偽造されたもの，印影が不自然なもの）が薬局に持ち込まれることもあるため，書式等が不自然な処方せんや遠隔地の医療機関の医師から発行された処方せんには注意が必要である．覚せい剤原料については，処方せんに基づく調剤を行うための免許は特に必要とされていないが，「覚せい剤取締法」を遵守した慎重で確実な調剤及び管理が必要である．

### 8-3-5 劇薬・毒薬・麻薬・向精神薬及び覚せい剤原料の適切な管理と取扱い

劇薬・毒薬・麻薬・向精神薬及び覚せい剤原料等，法的な規定があるものに関しては適切に管理し取り扱わなければならない．後述する薬局製造販売医薬品（薬局製剤）と合わせて，薬局医薬品の管理・配列方法について表 8.6 に示す．

## (1) 劇 薬

一般的に，激しい薬理作用，体内蓄積作用等がある医薬品で，「医薬品医療機器等法」の規定に基づき厚生労働大臣が指定したもののことをいう．急性毒性が毒薬の約 1/10 程度である医薬品が該当する．「劇」の字と品名を，「白地に赤枠，赤字」で表示し，「他のものと区別して保管」しなければならない（医薬品医療機器等法第 48 条）．

## (2) 毒 薬

医薬品のうち微量で激しい作用を現すもので，「医薬品医療機器等法」の規定により厚生労働大臣が劇薬とともに指定している．通常，劇薬よりもおよそ 10 倍以上毒性の強い医薬品が毒薬に指定される．「毒」の字と品名を，「黒地に白枠，白字」で表示し，「他のものと区別して鍵の

第 8 章　医薬品管理　　147

表 8.6　薬局医薬品の管理・配列方法

| 分　類 | 薬局開設者免許以外の免許 | 陳列・貯蔵 | 分譲 | 廃棄処理の規定 |
|---|---|---|---|---|
| 普通薬 | なし | 指定なし | 可 | なし |
| 劇薬 | なし | 他と区別 | 可 | なし |
| 毒薬 | なし | 他と区別，常時施錠 | 可 | なし |
| 麻薬 | 麻薬小売業者 | 麻薬以外の医薬品（覚せい剤を除く）やもの（書類等）と区別，麻薬金庫施錠 | 不可（一部可） | あり |
| 向精神薬 | なし（みなし規定） | 鍵をかけた設備内に保管（医療従事者が常時在室するなど以外） | 可（一部不可） | 第一種，第二種については記録が必要 |
| 覚せい剤原料 | なし | 鍵をかけた場所に保管 | 不可 | あり |
| 薬局製剤 | 製造業製剤販売業 | 調剤室に貯蔵または陳列 | 可 | なし |

かかる場所に保管」しなければならない．毒薬の保管場所は「常時施錠」が必要である（医薬品医療機器等法第 48 条）．

　毒薬の記録については，医薬品の保管管理の適正化等の観点から，帳簿を作成し，一定事項を記入し，3 年間保存する規制が 2001 年より加えられている（医薬発第 418 号）．

## (3) 麻　薬

　麻薬は薬物濫用の問題や犯罪と直結しているため，「麻薬及び向精神薬取締法」でその取扱いが詳細に規制されている．麻薬はがん等の疼痛緩和において最も重要な薬物であり，薬局においては患者の治療の妨げにならないような在庫管理を行うとともに，法を遵守した適切な管理を遂行する義務がある．麻薬は，麻薬及び向精神薬取締法第 2 条の 1 の別表 1 により指定されている．

### 1）免許

　第 4 章「薬局開設」でも述べたように，調剤薬局において麻薬を取り扱うためには麻薬小売業者（麻薬及び向精神薬取締法第 2 条の 17 及び第 3 条）の免許が必要である．免許の有効期間は，免許の日から翌々年の 12 月 31 日までである（麻薬及び向精神薬取締法第 4 条及び第 5 条）．

### 2）譲渡・譲受

　麻薬小売業者が麻薬を購入できる相手先は，基本的には「同一都道府県内」の麻薬卸売業者に限定されている（特例として，共同で「麻薬小売業者間譲渡許可」を取得した薬局間の取引は可）（麻薬及び向精神薬取締法第 24 条，第 26 条，第 32 条）．

　麻薬卸売業者より麻薬を譲り受ける場合には，「麻薬譲渡証」及び「麻薬譲受証」の交換が必要である．麻薬卸売業者より受け取った「麻薬譲渡証」は，薬局において 2 年間保管しなければ

ならない（麻薬及び向精神薬取締法第32条）（図8.7）．

麻薬小売業者である薬局が購入（譲受）した麻薬については，麻薬卸売業者への返品はできないため，薬局の管理者は事前に十分な検討を行った後に購入する必要がある．また，前述の特例を除き，同一法人の薬局間，他の薬局間での譲渡・譲受もできないため十分な注意が必要である．

・譲渡・譲受の特例

平成19年9月1日より，麻薬及び向精神薬取締法施行規則の一部が改正され，麻薬の譲渡・譲受の規制が一部緩和となり，麻薬小売業者間（薬局間）での譲渡・譲受が条件つきで可能となった．

同一都道府県内の複数の麻薬小売業の許可を有する薬局が別紙に示す申請書に届出事項記載のうえ事前に届出をすることにより，届け出た麻薬小売業者間でのみ麻薬の譲渡が許可されることとなる．この許可を「麻薬小売業者間譲渡許可」という．

薬局で麻薬の在庫不足が発生した際に，近隣の薬局から不足分の麻薬を譲り受けることを可能とする（譲り渡すことができるのは不足分の麻薬に限られる），いわば，緊急避難的な処置が特例として可能となる（常時ではなく，在庫不足の条件下に限る）．

麻薬小売業者譲渡許可を受けた麻薬小売業者には，許可申請の書類に記載した事項が記載された「麻薬小売業者間譲渡許可書」が地方厚生局長名で発行される．この許可証は有効期間が許可の日から1年間とされ，毎年12月31日をもって効力を失う．麻薬小売業者間譲渡許可書は，許可を受けた日から5年間保存する．

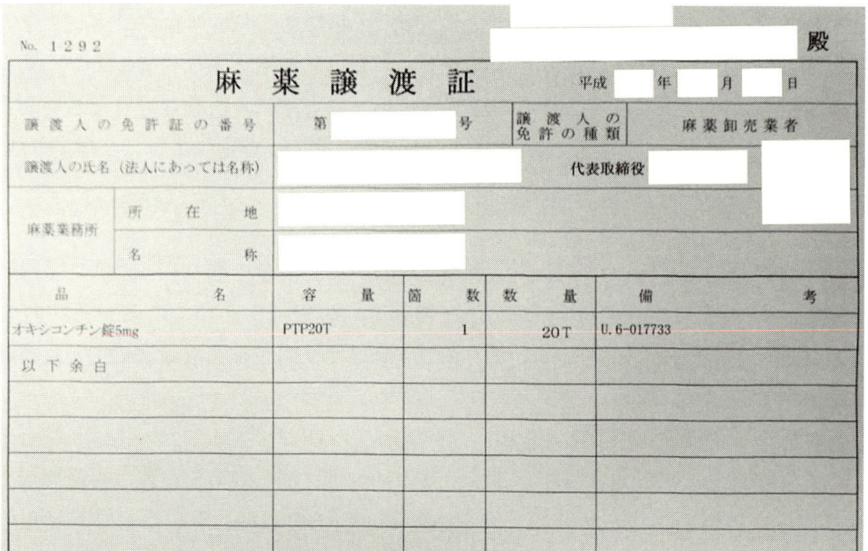

No. 1292 殿

麻薬譲渡証 平成 年 月 日

| | | |
|---|---|---|
| 譲渡人の免許証の番号 | 第 号 | 譲渡人の免許の種類：麻薬卸売業者 |
| 譲渡人の氏名（法人にあっては名称） | | 代表取締役 |
| 麻薬業務所 所在地 | | |
| 麻薬業務所 名称 | | |

| 品名 | 容量 | 箇数 | 数量 | 備考 |
|---|---|---|---|---|
| オキシコンチン錠5mg | PTP20T | 1 | 20T | U. 6-017733 |
| 以下余白 | | | | |

図8.7　麻薬譲渡証

（有限会社ブルークロスより提供）

## 3）保管

麻薬は，「麻薬以外の医薬品（覚せい剤を除く）やものと区別し，鍵をかけた堅固な設備内に保管」することが義務づけられており，保管庫の設置が必要である（麻薬及び向精神薬取締法第34条）．ここでいう「もの」とは，現金や書類（麻薬受払簿を含む）等のことを指す．また，「堅固な設備」とは容易に移動できない金庫等のことで，施錠設備のあるもののことをいう．

## 4）受払簿の記録

麻薬の取扱いには，納品，払い出し，廃棄，事故等について記帳する帳簿（麻薬受払簿）を設置する必要があり，最終記載の日から2年間保存することが義務づけられている（麻薬及び向精神薬取締法第38条）．

受払簿へ記載する内容としては，譲渡，譲受，事故，廃棄した麻薬の品名，数量，年月日等である．廃棄，事故については，保健所への届出年月日を備考欄に記載する．受払簿は，品名，剤型，規格別に口座を設けて記載する（原末から倍散を調整した場合も別に設け，備考欄に「原末から調整」と記載する）．コデインリン酸塩の100倍散を麻薬である原末から調整する場合，原末の口座の払い出しの項と備考欄に「100倍散　○g調整」と記載し，100倍散の口座を別につくり，受入の項と備考欄に「原末から調整」と記載する．帳簿の形式は本のようなものでも，1枚の紙でもかまわない．記載には，万年筆やボールペン等の字が消えないものを使用し，訂正は二重線にて行う．

## 5）廃棄

麻薬の廃棄には，期限切れ（5年を目安），調剤ミス等により使用できなくなった場合と，調剤された麻薬を患者より返納されたものを廃棄する以下の場合があり，それぞれで対応が異なるため注意が必要である．

- 期限切れ・調剤ミスの場合…汚した，こぼした等で現物が回収できている場合は，あらかじめ「麻薬廃棄届」を保健所に届け出た後，当該職員立会いの下に廃棄処理を行う．流した，紛失した等にて現物が回収できなかった場合は，「麻薬事故届」を保健所に提出する（図8.8）．

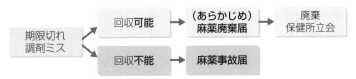

例）モルヒネ塩酸塩水和物原末を5g秤量している際に誤って床にこぼしてしまい，掃き集めて回収したが，4.5gしか回収できなかった．回収した当該医薬品は落下により汚染されているため，あらかじめ保健所に「麻薬廃棄届」を提出し，保健所職員立会の下に廃棄した．回収できなかった0.5gについては，すみやかに「麻薬事故届」により届け出た．

図8.8　麻薬の廃棄（調剤前）（「麻薬廃棄届」と「麻薬事故届」）

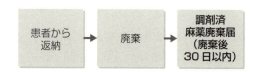

図 8.9 麻薬の廃棄（調剤後）（「調剤済麻薬廃棄届」）

・患者から返納された場合…管理薬剤師が，他の職員の立会いの下に廃棄処理を行う．廃棄処理後 30 日以内に「調剤済麻薬廃棄届」を保健所に提出する（図 8.9）．在宅の患者が死亡し，残った麻薬が返却された場合等が該当する．

特に，「麻薬廃棄届」と「調剤済麻薬廃棄届」は用紙が区別されるので注意したい．
廃棄の方法は，錠剤は「粉砕後，放流」，粉は「放流」，テープは「細断」を基本方法とすることが多い．デュロテップ®MT パッチやワンデュロ®パッチ等の経皮吸収型の貼付剤については，パッチの粘着面を内側にして半分に貼り合わせるように折った後，はさみ等を用いて細かく切って，医療廃棄物として処理を行う．

### (4) 向精神薬
#### 1) 免許

薬局開設許可を受けた者は，麻薬及び向精神薬取締法第 50 条の 26 のみなし規定より，別段に免許の申請をせずして，向精神薬卸売業者及び向精神薬小売業者の免許を受けた者とみなされる．よって，薬局開設者は，免許の申請を必要とせず，免許証の交付を受けることなく，向精神薬小売業者の免許だけでなく，向精神薬卸売業者の免許を受けたものとみなされることとなる．

#### 2) 譲渡・譲受

第一種向精神薬である塩酸メチルフェニデート製剤は濫用が社会問題化したため，その適正使用を推進するため，流通管理に関して管理・監督する第三者管理機関への登録が必要である．そのため，塩酸メチルフェニデート製剤であるリタリン®及びコンサータ®は，それぞれの管理機関に登録した薬局のみ購入・譲渡が可能である（医薬品医療機器等法第 79 条）．登録薬局がリタリン®，コンサータ®の処方せんを受け付ける場合は，処方せんを発行した医師が管理機関に登録した医師であることを確認しなければ調剤してはいけない．リタリン®，コンサータ®は，他の薬局や医療機関への譲渡が禁止されている（麻薬及び向精神薬取締法第 50 条の 16, 17, 施行規則第 36 条）．

また，第二種向精神薬であるブプレノルフィン経皮吸収型製剤（ノルスパン®テープ）については，非オピオイド鎮痛剤で治療困難な，変形性関節症及び腰痛症に伴う慢性疼痛の鎮痛に適応されるオピオイド鎮痛剤であり，わが国で広範囲にわたりオピオイドが使用されることのリスク管理の観点から，これら疾病の診断，治療に精通した医師によってのみ処方・使用されるとともに，本剤のリスク等についても十分に管理・説明できる医師・医療機関・管理薬剤師のいる薬局のもとでのみ用いられ，それら薬局においては調剤前に当該医師・医療機関を確認したうえで調剤がされるよう，製造販売にあたって「登録薬局」としての施設登録を行わなければならない．

また，その譲渡・譲受については，都道府県ごとに制限を設けている場合があり注意が必要である．

### 3）保管

　向精神薬は，向精神薬に関する業務に従事する者が実地に盗難の防止につき必要な注意をする場合を除き，鍵をかけた設備内で行わなければならない（麻薬及び向精神薬取締法第50条の21，施行規則第40条）．

### 4）記録

　第一種及び第二種向精神薬を譲受，譲渡，または破棄した時は，「向精神薬の品名（販売名）・数量」，「年月日」及び「譲受・譲渡の相手方の営業所などの名称・所在地」を記録し，2年間保存しなければならない（麻薬及び向精神薬取締法第50条の23）．

　患者に向精神薬を譲り渡したり，患者から返納された場合には記録する必要はない（施行規則第42条）．ただし，同一法人の薬局，他の薬局との間で譲受，譲渡があった場合には記録しなければならない．伝票の保存をもって記録に代えることができるが，向精神薬が記載されていない伝票とは別にまとめることとする．

　第三種向精神薬については，記録義務はないが，譲り受けについて記録し，定期的に在庫確認をすることが望ましい．

### 5）廃棄

　向精神薬を廃棄するときは，届出の必要はないが，第一種及び第二種向精神薬を廃棄した時は記録が必要となる（麻薬及び向精神薬取締法第50条の21）．

### 6）事故届

　薬局で所有する向精神薬について，次の数量以上の減失・盗取・所在不明その他の事故が生じた時は，すみやかにその向精神薬の品名，数量その他事故の状況を明らかにするために必要な事項を「向精神薬事故届」により都道府県知事に届ける必要がある（表8.7）．向精神薬の取扱いには麻薬と同じように十分な注意が必要である．

表8.7　向精神薬事故届が必要な数量

| 剤　型 | 数　量 |
|---|---|
| 末，散剤，顆粒剤 | 100 g（包） |
| 錠剤（ODフィルム剤含む），カプセル剤，坐剤 | 120個 |
| 注射剤 | 10アンプル（バイアル） |
| 内用液剤 | 10容器 |
| 経皮吸収型製剤 | 10枚 |

### (5) 覚せい剤原料

**1) 免許**

　薬局において，薬剤師が医師の処方せんに基づき調剤した医薬品である覚せい剤原料を譲り渡す場合には，覚せい剤原料取扱者等の指定を受ける必要はない.

**2) 譲渡・譲受（覚せい剤取締法第30条の9，10）**

　薬局の開設者は，その業務のために，覚せい剤原料取扱者（卸問屋）等から，医薬品である覚せい剤原料を譲り受けることができる．しかし，患者から不要になった覚せい剤原料を譲り受けることはできない.

　薬局開設者が医薬品である覚せい剤原料を覚せい剤原料取扱者等から譲り受ける場合，あらかじめ「覚せい剤原料譲受証」を，譲渡人である覚せい剤原料取扱者等に交付するか，覚せい剤原料譲受証と引き換えに「覚せい剤原料譲渡証」と医薬品である覚せい剤原料を譲り受けなければならない．覚せい剤原料譲渡証・覚せい剤原料譲受証の交付を受けたものは譲渡・譲受の日から2年間，これを保存しなければならない.

　覚せい剤原料取扱者（卸問屋）等から譲り受けた医薬品である覚せい剤原料が不良であったり，不用となった場合に，返品，交換することはできず，廃棄手続きをとる必要がある．また，同一法人の薬局間，他の薬局間での譲渡・譲受もできないため注意が必要である.

**3) 保管**

　覚せい剤原料は，薬局内の鍵をかけた場所に保管しなければならない（覚せい剤取締法第30条の12）．また，覚せい剤原料は覚せい剤とは異なり，麻薬保管庫内で麻薬と一緒に保管できない（麻薬及び向精神薬取締法第34条）.

**4) 記録**

　覚せい剤原料の帳簿記載は，覚せい剤輸入・輸出業者，覚せい剤原料製造業者・取扱者・研究者に課せられた義務である．薬局医薬品製造業の許可を受けた薬局が，覚せい剤原料に該当する薬局製剤を製造する場合には，覚せい剤原料製造業者の指定を受ける必要があり，譲受・譲渡・廃棄・事故に関する帳簿記載義務が発生する．また，覚せい剤原料を使用して覚せい剤原料に該当しない薬局製剤を製造する場合は覚せい剤原料取扱者の指定を受ける必要があり，上記と同様の帳簿記載義務が求められる．なお，製造業者・取扱者の指定を受けていない薬局開設者が処方せんの調剤により覚せい剤原料を患者に交付する場合は，覚せい剤原料譲渡証・覚せい剤原料譲受証の保存義務はあるが，帳簿の記載義務はない．しかしながら，管理の徹底を図るため，任意ではあるものの，帳簿（覚せい剤原料受払簿）を備えて記録しておくことが望ましい（覚せい剤取締法第30条の17）.

**5) 廃棄**

　調剤ミスや期限切れにより，覚せい剤原料を廃棄する時は，「覚せい剤原料廃棄届出書」により保健所に届け出て，覚せい剤監視員の立会いの下に行わなければならない（覚せい剤取締法第30条の13）．患者が不要になった覚せい剤原料を持参した場合は，譲り受けることはできないた

め，所轄の保健所に連絡し，廃棄の補助をどのようにすればよいか指示を受けるようにする．

### 6）事故届

所有する医薬品である覚せい剤原料に喪失，盗難，所在不明の事故を生じた時は，すみやかに「覚せい剤原料事故届出書」を保健所に届け出なければならない．盗難の場合は，同時に警察署にも届出を行う必要がある（覚せい剤取締法第30条の14）．

## 8-3-6 生物由来製品・特定生物由来製品に係わる規制

人その他の生物（植物を除く）の細胞・組織等に由来する原材料を用いて製造される製品については，原材料のウイルス汚染等に由来する感染リスク等に特別な注意を払う必要があるため，原材料の採取・製造から市販後に至る各段階において，一貫した安全確保体制が導入されている（「薬事法及び採血および供血あつせん業取締法の一部を改正する法律」平成14年7月31日公布，平成15年7月30日施行）．

### (1) 生物由来製品の定義

人その他の生物（植物を除く）の細胞・組織等に由来する原材料を用いて製造される製品のこと．

製品の感染症伝播のリスクに応じて，「生物由来製品」もしくは「特定生物由来製品」に分類されており，当該品目は厚生労働大臣が薬事・食品衛生審議会の意見を聴いて指定する．

### 1）生物由来製品（医薬品医療機器等法第2条第5項）

人その他の生物（植物を除く）に由来するものを原料または材料として製造（小分けを含む）される医薬品，医薬部外品，化粧品または医療機器のうち，保健衛生上特別の注意を要するもの．例として，ワクチンの一部，抗毒素，遺伝子組換えタンパク，培養細胞由来タンパク，ヘパリン等の動物抽出成分等がある．

「生物由来製品」は，直接の容器包装に「白地，黒枠，枠囲い黒字」をもって「生物」と表示される．

### 2）特定生物由来製品（医薬品医療機器等法第2条第6項）

生物由来製品のうち，販売し，賃貸し，または授与した後において当該生物由来製品による保健衛生上の危害の発生または拡大を防止するための措置を講ずることが必要なもの．例として，血液凝固因子，輸血用血液製剤，人血漿分画製剤，人臓器抽出医薬品等がある．

「特定生物由来製品」は，直接の容器包装に「白地，黒枠，枠囲い黒字」をもって「特生物」と表示される．さらに，「血液製剤」及び「血液製剤と代替性のある遺伝子組換え製剤のうち特定生物由来製品に指定されているもの（人血液成分を使用しているもの）」には，「原料となる血液の採血国」及び「献血または非献血の区別」が表示される．

## (2) 薬局における特定生物由来製品の使用

特定生物由来製品の使用にあたっては，下記の法的対応が必要となる（表8.8）.

表8.8　特定生物由来製品について薬局が行うこと

・使用における説明と理解（医薬品医療機器等法第68条の7）
・記録の作成，保管（20年間）（医薬品医療機器等法第68条の9第3項）
・感染症等情報の報告（医薬品医療機器等法第68条の9第4項，第77条の
　4の2第2項及び第77条の3第2項）

1）使用における説明と理解（医薬品医療機器等法第68条の7）

当該特定生物由来製品の添付文書等を参考として，以下について書面その他の適切な手段により，患者またはその家族への製品の便益性と感染リスクについて適切な説明を行い，理解を得ること.

・疾病の治療または予防のため，当該特定生物由来製品の使用が必要であること.
・当該特定生物由来製品は人その他の生物に由来するものを原料または材料としており，そのことに由来する感染症に対する安全対策が講じられてはいるものの，そのリスクを完全に排除することはできないこと.
・使用に際し，薬局において，使用の対象者の氏名及び住所を記録し保存すること．当該記録は当該製品の使用による保健衛生上の危害の発生または拡大を防止するための措置を講ずるために必要と認められる場合であって，使用対象者の利益になる時に限り，当該製品の製造承認取得者へ提供することがあること.

2）記録の作成，保存（20年間）（医薬品医療機器等法第68条の9第3項）

使用対象者の氏名・住所，製品名称・製品番号または記号，使用年月日，保健衛生上の危害発生・拡大防止の必要な事項の記録をし，使用日から起算して少なくとも20年間保存すること（記録の保存を電子的に行う場合，記録を改ざんできない状態で，かつ常に書面で記録の確認ができる状態が確保されている必要がある）.

そのため，管理者としては管理簿等を作成し，管理する必要がある．その際，製品名称・製品番号（または記号）については，製薬企業等から提供される製品のシール等が活用可能である.

3）製造販売承認取得者への情報提供（医薬品医療機器等法第68条の9第4項）

薬局の管理者は，特定生物由来製品の製造販売承認取得者等からの要請に基づいて，当該製品の使用による保健衛生上の危害の発生または拡大を防止するための措置を講ずるために必要と認められる場合であって，当該製品の使用対象者の利益になる時に限り，上記記録を当該製品の製造販売承認取得者等に提供すること.

第8章 医薬品管理 155

4）副作用・感染症報告（医薬品医療機器等法第77条の4の2第2項，第77条の3第2項）

　医薬品による副作用・感染症の発現時は，直接厚生労働大臣に報告すると同時に，製造販売業者に情報提供すること．

5）その他

　薬局で特定生物由来製品を使用する場合にあっては，医療機関から求めがあった場合において，特定生物由来製品の使用に関して薬局が保存する情報をすみやかに提供する体制を確保すること．

## 8-3-7 薬局製造販売医薬品（薬局製剤）

### (1) 薬局製造販売医薬品（薬局製剤）とは

　薬局製造販売医薬品とは，いわゆる薬局製剤のことであり，薬局開設者が当該薬局における設備及び器具をもって製造し，医師の処方せん不要で薬局で販売可能な医薬品である．最近のようにドラッグストアが多くなく，院外処方せん発行率が低かった時代には薬局でのオリジナル商品としての薬局製剤が多く販売されていた．薬剤師は原料医薬品の取揃え，製造，販売及び販売後の使用状況まで一貫して関わるため，薬剤師の持つ知識や技能を発揮することができる．また，包装の工夫等により薬局のオリジナリティを示すことができ，製造から情報提供・販売までのすべての過程に薬剤師が携わるため，薬剤師と消費者の信頼関係の構築にもつながる．

　薬局製剤は，薬局に備えられている構造設備及び器具をもって製造することができる．また，簡単な物理的操作，つまり混和や溶解などの操作によって製造できる医薬品である．製造に関しては，「その製造に関し，完全な管理をすることができる限度で，かつ，薬局の業務の遂行に支障を生ずることのない限度の規模」とされている（薬局等構造設備規則第1条，第11条）．

### (2) 薬局製剤の製造及び販売

　薬局製剤を製造及び販売するためには，薬局ごとに薬局製剤の製造販売承認，製造販売業許可及び製造業許可が必要となる．また，承認不要の9品目については，製造販売の届出が必要となる．

　なお，薬局製剤については，他の医薬品に比べて保健衛生上の危害発生のおそれが低いこと，かつ，当該薬局において製造から販売に至るまでの一連の行為が完結することから，製造販売業許可において，GQP省令及びGVP省令は適用除外になっている．GQP省令とは，製造販売業の許可要件として，製品の品質管理の方法を定めた厚生労働省令である「医薬品，医薬部外品，化粧品及び医療機器の品質管理の基準に関する省令」（平成16年9月22日厚生労働省令第136号）の通称であり，「Good Quality Practice」の略である．GVP省令とは，GQP省令と同様に，製造販売業の許可要件として，製品の製造販売後安全管理の方法を定めた厚生労働省令である「医薬品，医薬部外品，化粧品及び医療機器の製造販売後安全管理の基準に関する省令」（平成16年9月22日厚生労働省令第135号）の通称であり，「Good Vigilance Practice」の略である．

　一方，要指導医薬品・一般用医薬品の場合と同様に，薬局製剤においても医薬品医療機器等法

施行規則に基づいた副作用報告義務がある．また，製造した医薬品に欠陥があった場合には製造物責任法（PL法）に問われることになる．薬局製剤として製造・販売できる品目は厚生労働省医薬食品局長通知別添の「薬局製剤指針」で定められ，この中で，大きく漢方薬と西洋薬に分けることができる．

## （3）薬局製剤の管理

　薬局製剤の製造販売に際して，「表示」，「添付文書」，「封」，「製造及び試験検査に関する記録」等が義務づけられている．特に，薬局製剤も医薬品であるため添付文書を添付する必要がある．薬局製剤の添付文書は，原料医薬品の「使用上の注意の改訂情報」に注意し，改訂指示が出された際には添付文書もすみやかに改訂する必要がある．

　いずれの薬局製剤においても，必要とされる数を箱や袋に添付文書と一緒に入れる．

　「表示」には，法令上2つ存在する．①「直接の容器等への記載事項」（医薬品医療機器等法第50条），②「添付文書等の記載事項」（医薬品医療機器等法第52条）である．「直接の容器等への記載事項」は，「表示」の一部であり，「添付文書等の記載事項」が医薬品医療機器等法上の「表示」である．最終的に，直接の容器（箱や袋を含む）に定められた「表示」や注意書きをして，「封」（医薬品医療機器等法第58条）をする．薬局製剤の容器に記載する項目及び記載例については表8.9及び図8.10に示す．

### 表8.9　薬局製剤の容器に記載する項目（医薬品医療機器等法第50条）

・製造販売業者の氏名または名称（法人名）及び住所または所在地
・承認を取得する薬局ごとの販売名（名称）
・製造番号または製造記号（ロット番号）
・重量，容量または個数等の内容量
・日本薬局方に収められている医薬品に関しては，「日本薬局方」の文字
・日本薬局方に収められていない医薬品に関しては，その有効成分の名称及び分量
・厚生労働大臣の指定する医薬品にあっては，その使用期限
・習慣性があるものには，「注意─習慣性あり」の記載
・その他，厚生労働省令で定める事項

---

○○薬局△△店感冒剤1号A

1包　1.0g　9包入り
●有効成分（3包　3.0g中）
　アスピリン　　　　　　　　　0.75　　g
　アセトアミノフェン　　　　　0.45　　g
　カフェイン　　　　　　　　　0.15　　g
　マレイン酸クロルフェニラミン 0.0075g
●効能又は効果
　かぜの諸症状（鼻水，鼻づまり，くしゃみ，のどの痛み，悪寒，発熱，頭痛，関節の痛み，筋肉の痛み）の緩和
●用法及び用量
　1回量を次のとおりとし，1日3回，食後服用する．大人（15才以上）1包　1.0g，
　11才以上15才未満は大人の2/3

製造販売元　東京都千代田区神田小川町○-○-○　㈱○○薬局
製造番号　○○○○
使用期限　平成○年○月○日

---

図8.10　薬局製剤における「表示」の記載例

薬局製剤を含む医薬品における「封」とは，① 製造した医薬品の責任の所在を明らかにすること，② 品質の確保，③ 記載事項と同一性を保つために行う．「封」とは，医薬品医療機器等法施行規則第219条の規定に基づき，「封を開かなければ医薬品を取り出すことができず，かつ，その封を開いた後には，容易に現状に復することができないように施さなければならない」と定められている．この場合，「封」をすれば必ずしも「封かん紙」を貼る必要はないが，薬局製剤においては「封かん紙」を貼ることが最適である．この「封」をすることによって薬局製剤の調製が完成となる．

薬局製剤は，医薬品医療機器等法施行規則第90条の規定により，製造及び試験検査に関する記録その他製造所の管理に関する記録を作成し，これを保管しなければならない（3年間あるいは有効期間に1年を加算した期間）（図8.11）．これは，法律上の義務であるというだけではなく，PL法の観点や薬局として自己の製品の品質を保証するという観点からも，検査の実施と記録・保管は重要である．試験検査においては，薬局製剤指針で確認試験と（品目によって）定量法が定められており，これに適合する必要がある．西洋薬の場合，確認試験の多くは薄層クロマトグラフィーによる試験検査が行われる．

**製　造　記　録**

| 管理者 | | | |
|---|---|---|---|

| | | | |
|---|---|---|---|
| 品　名 | | Ｌｏｔ．Ｎｏ | |
| 製造日　年　月　日 | | 温度　湿度 | |
| 成　分 | 分　量 | 原料メーカー | 原料Ｌｏｔ．Ｎｏ |
| | | | |
| 出　来　高 | g | 製造者名 | |
| 分　包 | 年　月　日　分包者名 | | |
| 包　装 | 月　日<br>月　日<br>月　日 | g　×　包　個 | |
| 試験 | 年　月　日　試験者名 | | |
| | 試験検査結果<br>試験検査については、以下のような項目がある。<br>①　外観等の性状の試験<br>②　重量の偏りを検査する重量偏差試験<br>③「薬局製剤業務指針」に定められた確認試験 | | |
| | | 判　定 | |

図8.11　薬局製剤における製造記録の記載例
（日本薬剤師会編（2016）薬局製剤業務指針第6版，薬事日報社）

### （4）代表的な薬局製剤

薬局製剤は，薬局開設者が当該薬局における設備及び器具をもって製造し，消費者へ販売または授与する医薬品であって，「薬局製剤指針」に適合する医薬品のことで，平成28年3月時点において，承認を要する420品目と承認不要の9品目の計429品目が指定されている（薬生発0328第8号）．

薬局製剤を製造販売，製造するためには，薬局ごとに，製造販売業許可及び製造業許可（期限6年）が必要となる．さらに，薬局製剤のうち，承認を要する420品目については製造販売承認が，承認不要の9品目については，製造販売の届出が必要となる．

#### 1）西洋薬を主とする薬局製剤の調製

西洋薬を主とする薬局製剤においては，通常の薬局での法的備品での調製が可能である．例えば，散剤の製剤であれば，「日本薬局方製剤総則」の「散剤」の基本に沿って調製する．外用製剤では，油層と水層を混合し完全に乳化させる必要があるため，相応する技術を要する．

西洋薬を主とする薬局製剤の代表例について表8.10に示す．

表8.10　西洋薬を主とする薬局製剤の代表例

| 販売名 | 効能・効果，疾患 | 主な有効成分 |
|---|---|---|
| 感冒剤13号A | かぜの諸症状の緩和 | アセトアミノフェン，エテンザミド，クロルフェニラミンマレイン酸塩，$dl$-メチルエフェドリン塩酸塩，ジヒドロコデインリン酸塩，カフェイン |
| 健胃剤1号 | 胸やけ，食欲不振，胃部・腹部膨満感など | 炭酸水素ナトリウム，乾燥水酸化アルミニウムゲル，ジアスターゼ，パンクレアチン，ゲンチアナ末，$l$-メントール |
| 鎮静剤1号A | 鎮静 | ブロモバレリル尿素 |
| 鎮咳去痰剤10号 | 咳，ぜん息，痰 | $dl$-メチルエフェドリン塩酸塩，クロルフェニラミンマレイン酸塩，ジプロフィリン |
| 下痢止め5号 | 下痢，消化不良による下痢，食あたり，吐き下し，水あたり，くだり感，軟便 | タンニン酸アルブミン，乳酸菌（または酪酸菌），乳酸カルシウム |
| インドメタシン1%外用液 | 関節痛，筋肉痛，腰痛，肩こりに伴う肩の痛み，腱鞘炎，肘の痛み，打撲，ねんざ | インドメタシン，$l$-メントール |

#### 2）漢方薬を主とする薬局製剤

漢方薬を主とする薬局製剤の調製は，原料の生薬として「刻（きざみ）」あるいは「小口切（こぐちぎり）」等が主に使用され，煎じ薬として服用する．これらの調製には，それぞれの生薬の量が偏らないように注意する必要がある．調製にあたっては，法令に定められている薬局備品以外に製剤用の「舟」とよばれる舟型の容器が使用される．これに1日分の生薬を計り入れるた

め，日数分の舟を用意する必要がある．分包には，和紙袋やティーバッグ等が使用される．実際の調製では，原料の生薬を計量してから舟に入れることになるが，いくつかの方法がある．

① １日分ずつ各生薬を計り，舟に入れていく方法
② 各生薬の全量（日数分）を計り，日数分の舟に分ける方法
③ 各生薬の全量を計り，１度全量をよく混和してから日数分に分ける方法

いずれの方法を用いても，各生薬の量に差がないように注意する必要がある．そして，最後に日数分に分けたものを和紙袋等に入れて１日分を１包とする．
漢方薬を主とする薬局製剤の代表例について表8.11に示す．

表8.11　漢方薬を主とする薬局製剤の代表例

| 販売名 | 効能・効果，疾患 | 主な有効成分 |
|---|---|---|
| 葛根湯 | 体力中等度以上のものの次の諸症：感冒の初期（汗をかいていないもの），鼻かぜ，鼻炎，頭痛，肩こり，筋肉痛，手や肩の痛み | カッコン，マオウ，ショウキョウ，タイソウ，ケイヒ，シャクヤク，カンゾウ |
| 麻黄湯 | 体力充実して，かぜのひきはじめで，寒気がして発熱，頭痛があり，咳が出て身体のふしぶしが痛く汗が出ていないものの次の諸症：感冒，鼻かぜ，気管支炎，鼻づまり<br>※発汗作用が強いため，ある程度体力のある人に用いる | マオウ，キョウニン，ケイヒ，カンゾウ |
| 小青竜湯 | 体力中等度またはやや虚弱で，薄い水様の痰を伴う咳や鼻水が出るものの次の諸症：気管支炎，気管支ぜん息，鼻炎，アレルギー性鼻炎，むくみ，感冒，花粉症 | マオウ，シャクヤク，カンキョウ，カンゾウ，ケイヒ，サイシン，ゴミシ，ハンゲ |
| 補中益気湯 | 体力虚弱で，元気がなく，胃腸の働きが衰えて疲れやすいものの次の諸症：虚弱体質，疲労倦怠，病後・術後の衰弱，食欲不振，寝汗，感冒<br>※病中，病後，手術後の回復療法などに用いられる | ニンジン，ビャクジュツ，オウギ，トウキ，チンピ，タイソウ，サイコ，カンゾウ，ショウキョウ，ショウマ |

### 8-3-8　要指導医薬品・一般用医薬品（OTC）

医師等によって使用され，または医師等の処方せんもしくは指示によって使用されることを目的として供給される医薬品のことを「医療用医薬品」というのに対して，「一般用医薬品（OTC：over the counter）」は医療用医薬品として取り扱われる医薬品以外の医薬品と定義され，OTC医薬品，市販薬，大衆薬等と呼ばれることもある．一般用医薬品は，一般の消費者が自身の健康状態に基づいて，薬局等で薬剤師や登録販売者から適切な情報提供を受け，自らの判断において購入・使用する医薬品である．広義における「一般用医薬品」は，「要指導医薬品」及び「一般用医薬品（第１類，第２類及び第３類医薬品）」を含むが，本項においては，「要指導

医薬品」及び「一般用医薬品（第1類，第2類及び第3類医薬品）」を合わせて「一般用医薬品等」と表記する．

　近年，「一般用医薬品等」とともに「セルフメディケーション」という言葉を目にする機会が増えてきている．「セルフメディケーション」は，世界保健機関（WHO）において，「自分自身の健康に責任を持ち，軽度な身体の不調は自分で手当てすること」と定義されている．すなわち，「一般用医薬品等の使用」が「セルフメディケーション」の一部として該当するが，これらは必ずしも同義ではないということに留意して頂きたい．

## (1) 区　分

　一般用医薬品等は，その含有する成分等に応じて，要指導医薬品，第1類，第2類及び第3類医薬品の4つの区分に分類されている（医薬品医療機器等法第36条の7）．一般用医薬品等の区分については定期的に改正が行われるため，管理者は改正に伴う区分変更等に応じた適切な対応が求められる．

### 1）要指導医薬品

　2013年の改正薬事法（医薬品医療機器等法）で規定されたのが，「要指導医薬品」である．医師の処方せんが必要な「医療用医薬品」から，処方せんがなくても薬局で購入できる「第1類医薬品」に区分が変わったばかりで安全性に関する評価がまだ終わっていない市販薬（スイッチOTC薬）と劇薬等が「要指導医薬品」に該当する．また，有効成分や分量，用法，効能がスイッチOTC薬と同等であることが認められ，厚生労働省に販売申請を行って許可を受けてから，厚生労働省令で指定されている期間が過ぎていないものも「要指導医薬品」に含められる．

　安全性が確認され，既定の期間が過ぎると，要指導医薬品から一般用の第1類医薬品に変更されるため，管理者は当該商品が要指導医薬品かどうか，随時厚生労働省ホームページ等を確認し，最新の情報を入手しておくことが必要である．

### 2）第1類医薬品

　副作用，相互作用等の項目で安全性上，特に注意を要するものが含まれる．解熱鎮痛薬，$H_2$ブロッカー薬，発毛薬，男性ホルモン製剤，貼付型禁煙補助薬等が含まれる．

### 3）第2類医薬品

　副作用，相互作用等の項目で安全性上，注意を要するものが含まれる．またこの中で，より注意を要するものについては指定第2類医薬品とされている．主な一部の抗ヒスタミン薬，かぜ薬，解熱鎮痛薬，ニコチンガム製剤等日常生活で必要性の高い製品が多く含まれる．

### 4）第3類医薬品

　副作用，相互作用等の項目で，第1類医薬品や第2類医薬品に相当するもの以外の一般用医薬品が含まれる．主な整腸剤や，ビタミン剤等が該当する．

　要指導医薬品・一般用医薬品の区分と情報提供・指導について表8.12に，平成28年10月19

日時点における要指導医薬品・一般用医薬品の代表例について表 8.13 にまとめた．

## (2) 陳列・販売

陳列方法に決まりがあり，「医薬品を他の物と区別して貯蔵・陳列」，「一般用医薬品をリスク区分ごとに陳列」が必要である（医薬品医療機器等法第 57 条の 2）（図 8.12）．

表 8.12 要指導医薬品・一般用医薬品の区分と情報提供・指導

| 区 分 | | 情報提供・指導 | 相談応需 | 対応する専門家 | インターネット，郵便等での販売 |
|---|---|---|---|---|---|
| 要指導医薬品 | | 書面（または電磁的記録）での情報提供義務 | 義務 | 薬剤師 | 不可（対面販売） |
| 一般用医薬品 | 第 1 類医薬品 | | | | 可 |
| | 第 2 類医薬品 | 努力義務 | | 薬剤師または登録販売者 | |
| | 第 3 類医薬品 | 規定なし | | | |

表 8.13 要指導医薬品・一般用医薬品の代表例

| 区 分 | 医薬品（商品名） |
|---|---|
| 要指導医薬品 | ロラタジン（クラリチン®EX），ロキソプロフェン（ロキソニン®S テープ），チェストベリー乾燥エキス（プレフェミン®），イコサペント酸エチル（エパデール T）など |
| 第 1 類医薬品 | ロキソプロフェン（ロキソニン®S），ファモチジン（ガスター®10），ミノキシジル（リアップ®），ニコチン（ニコチネル®パッチ），ビダラビン（アラセナ S クリーム）など |
| 第 2 類医薬品 | フェキソフェナジン塩酸塩（アレグラ®FX），ケトチフェンフマル酸塩（ザジテン®AL 点眼液），ジクロフェナクナトリウム（ボルタレン®EX テープ），ニコチン（ニコレット®）など |

※平成 29 年 1 月 20 日現在．区分リストについては定期的に見直されるため，注意が必要である．

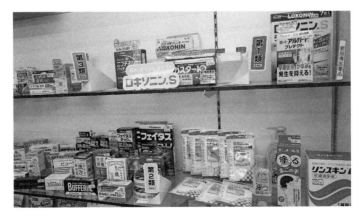

図 8.12 要指導医薬品・一般用医薬品の陳列
（有限会社ブルークロスより提供）

1）要指導医薬品

　要指導医薬品については，その取扱いには十分な注意を要することから，販売に先立って薬剤師が消費者の提供する情報を聴取するとともに，対面でかつ書面による当該医薬品に関する指導及び情報提供を行うことが原則とされている．そのため，インターネット等での販売はできない．また，消費者が薬剤師の説明を聞かずに購入することのできないよう，直接手に触れることのできない場所に陳列等することとされている．

2）第1類医薬品

　販売は薬剤師に限られており，書面等による情報提供が義務づけられている．店舗においても，消費者が薬剤師の説明を聞かずに購入することができないよう，直接手に触れることのできない場所に陳列等することとされている．インターネット等を通じ薬局等から購入することが可能である．

3）第2類医薬品

　販売は薬剤師もしくは登録販売者に限られており，情報提供は努力義務となっている．インターネット等を通じ薬局等から購入することが可能である．

4）第3類医薬品

　販売は薬剤師もしくは登録販売者に限られているものの，情報提供についての規定は特に設けられてはいない．インターネット等を通じ薬局等から購入することが可能である．

### (3) 販売記録

　要指導医薬品及び第1類医薬品を販売または授与した場合は，表8.14に掲げる事項を記載した書面を作成し，2年間保存しなければならない（第2類医薬品及び第3類医薬品については，努力義務とする）（医薬品医療機器等法第36条の9，施行規則第14条，第146条，第147条の3，第147条の8，第159条の14）．

表8.14　販売記録の作成・保存

| | 要指導医薬品 第1類医薬品 | 第2類医薬品 第3類医薬品 |
|---|---|---|
| 品名 | 義務 | 努力義務 |
| 数量 | | |
| 販売日時 | | |
| 販売等を行った薬剤師の氏名 | | |
| 購入者が情報提供を理解した旨の確認 | | |
| 購入者の連絡先 | 努力義務 | |

第 8 章　医薬品管理　　163

### (4) 濫用等のおそれがある医薬品

　2014 年（平成 26 年）6 月 12 日に「薬事法及び薬剤師法の一部を改正する法律」が施行されると同時に，薬事法施行規則第 15 条の 2 の規定に基づいて濫用等のおそれがあるものとして厚生労働大臣が指定する医薬品として適応したものである．該当するのは，以下の成分及び以下の成分の水和物やそれらの塩類を有効成分として含有する製剤である（表 8.15）．

表 8.15　濫用等のおそれのある医薬品

- ・エフェドリン
- ・コデイン（鎮咳去痰薬に限る）
- ・ジヒドロコデイン（鎮咳去痰薬に限る）
- ・ブロムワレリル尿素
- ・プソイドエフェドリン
- ・メチルエフェドリン（鎮咳去痰薬のうち，内用液剤に限る）

　また，適正な使用のために必要と認められる数量に限って販売することが義務づけられた．適正な使用のために必要と認められる数量は，原則として，薬効分類ごとに 1 人 1 包装単位（1 箱，1 瓶等）である．よって，例えば解熱鎮痛薬と鼻炎薬等，使用目的が異なる医薬品を販売等する場合には，それぞれの用途ごとに 1 人 1 包装ずつを適正数量とする．

　厚生労働大臣が定める「濫用等のおそれのある医薬品」を販売する際は，以下のことを確認することとされている（表 8.16）．

表 8.16　濫用等のおそれがある医薬品に関する確認事項

- ・若年購入者の場合は氏名・年齢
- ・他の薬局等における当該医薬品及び他の濫用等のおそれのある医薬品の購入の状況
- ・多量・頻回購入の場合は，その理由
- ・その他適正な使用を目的とする購入であることを確認する必要な事項

### (5) セルフメディケーション税制

　近年の少子高齢化の進行により懸念される医療費高騰等の諸問題に対して，「セルフメディケーション」という考え方が広まってきている．セルフメディケーションとは，日頃から自身の健康状態や生活習慣に配慮し，定期的に健康診断を受け，軽い症状であれば市販薬等をうまく活用する等して，自身の健康は自身で管理しようという考え方である．

　このセルフメディケーションを推進するため，2017 年 1 月 1 日に開始されたのが「セルフメディケーション税制」である．従来の医療費控除の特例として，2021 年 12 月 31 日までの期間限定で施行されるもので，対象者は所得税や住民税を納めていて，対象製品となる「スイッチOTC 医薬品（要指導医薬品及び一般用医薬品のうち，医療用から転用された医薬品，2017 年 1 月 17 日時点で，対象成分 82 成分，対象医薬品は 1,577 品目）」の年間購入額が自身と扶養家族の分を合わせて 1 万 2 千円を超える時は，その超える部分の金額について，その年分の総所得金額等から控除するものである（上限額は 8 万 8 千円）．さらに，日頃から健康の維持増進や疾病

予防のために健康診断等を受けていることが前提条件となる.

　従来の医療費控除とは，1年間の家族の医療費自己負担額が合計10万円を超えた場合に確定申告をすると，その年の所得税が一部還付されたり，翌年の住民税が減額される税制である．ところが，大きな病気や怪我等がない限りは，医療費が10万円を超えることは少なく，申告する人が限られていた．一方，医療費控除の特例として新たに開始されたセルフメディケーション税制においては，対象となるスイッチOTC医薬品の購入金額が1万2千円を超えれば控除の対象となる．これまで，「あまり医者にかからないから医療費控除は関係ない」と思っていた人でも，健康管理に気を配り，セルフメディケーションに取り組んでいれば控除が受けられる可能性がある．ただし，これら2つの制度のうち，いずれの制度で申請を行うかについては申告者に任されている（同時に使用することはできない）（表8.17）．また，これらの制度で還付される所得税及び住民税の金額は，所得によって異なる.

　セルフメディケーション税制の対象医薬品については，各製造メーカー等において，対象となるOTC医薬品のパッケージに識別マークを印刷もしくはシールにて貼付する準備が進められているが，この識別マーク表示には法的義務はなく，生産の都合等の理由から表示されていない対象製品もある．また，2017年1月1日以降，対象製品の販売時において，レシート（領収書）に，商品名，金額，当該商品がセルフメディケーション税制対象商品である旨，販売店名，購入日の明記が必須となる．管理者としては，いずれの成分及び医薬品がセルフメディケーション税制の対象となるか等について十分理解するとともに，利用者への適切なアドバイスが必要となる.

表8.17　従来の医療費控除とセルフメディケーション税制

|  | 医療費控除 | セルフメディケーション税制 |
|---|---|---|
| 対象 | 治療または療養に必要な医薬品・製品，治療費等 | スイッチOTC医薬品（特定成分を含む市販薬） |
| 対象金額 | 実際に支払った医療費の合計額から保険金等で補てんされる金額及び10万円（もしくは総所得の5%のいずれか低い金額）を差し引いた額 | スイッチOTC医薬品の購入費用（1万2千円から） |
| 上限額 | 200万円 | 8万8千円 |
| 控除を受けるために必要な取り組み | 特になし | 特定健康診査，予防接種，定期健康診断，健康診査，がん検診のいずれか |

# 第9章

# 情報管理

　薬局に患者が持参する「処方せん」には，患者の氏名，性別，生年月日，保険者番号，処方薬等の記載がある．また，「処方せん」を持参した患者から得る「初回問診票」には，住所，連絡先，症状，既往歴，他科受診，アレルギー歴，妊娠や授乳の有無，嗜好品等の記載項目があることが多い．薬剤師による服薬指導の過程においても，薬の内容によっては，身長・体重，職業，検査値等の情報を得ることもある．これらはすべて「個人情報（患者情報）」である．

　本章では，これまでの章で述べた「人（人事）」，「もの（医薬品）」，「お金（財務）」と並び薬局の管理者が管理すべき「情報」の管理について記述する．

## 9-1　個人情報（患者情報）

　わが国において，「個人情報の保護に関する法律」（以下「個人情報保護法」）は，情報化の急速な進展により，個人の権利利益の侵害の危険性が高まったこと，国際的な法制定の動向等を受けて，2003年5月に公布（一部施行）され，2005年4月に全面施行された．その後のIT化の促進やそれを受けた情報伝達手段の高度化等を背景に，個人情報の取扱いに関する意識が急速に高まっている．

　個人情報を取り扱う全ての者は，その目的や様態を問わず，その性格と重要性を十分認識し，適正に取り扱う必要があるが，薬局を含む医療分野においては，患者情報の性質や利用方法等から，厳格な取扱いが必要とされている．さらに厚生労働省のガイドラインにおいては，安全管理措置や従事者の管理に関する記載の中で，個人情報の管理責任は，医薬品医療機器等法で定める管理薬剤師が負うものとされている．

### 9-1-1　個人情報の定義

　「個人情報」とは，生存する「個人に関する情報」であって，特定の個人を識別することができるもの（他の情報と容易に照合することができ，それにより特定の個人を識別することができるものも含む）をいう（個人情報保護法第2条第1項）．「個人に関する情報」は，氏名，性別，

生年月日等個人を識別する情報に限られず，個人の身体，財産，職種，肩書等の属性に関して，事実，判断，評価を表すすべての情報であり，評価情報，公刊物等によって公にされている情報や，映像，音声による情報も含まれ，暗号化されているかどうかを問わない．なお，死者に関する情報が，同時に，遺族等の生存する個人に関する情報でもある場合には，当該生存する個人に関する情報となる．

### 9-1-2 個人情報に該当する事例，該当しない事例

個人情報に該当する事例（表 9.1）及び該当しない事例（表 9.2）について表にまとめた．

表 9.1　個人情報に該当する事例

- ・本人の氏名
- ・生年月日，連絡先（住所・居所・電話番号・メールアドレス），会社における職位または所属に関する情報について，それらと本人の氏名を組み合わせた情報
- ・防犯カメラに記録された情報等本人が判別できる映像情報
- ・特定の個人を識別できるメールアドレス情報（keizai_ichiro@meti.go.jp 等のようにメールアドレスだけの情報の場合であっても，日本の政府機関である経済産業省に所属するケイザイイチローのメールアドレスであることがわかるような場合等）
- ・特定個人を識別できる情報が記述されていなくても，周知の情報を補って認識することにより特定の個人を識別できる情報
- ・雇用管理情報（会社が従業員を評価した情報を含む）
- ・個人情報を取得後に当該情報に付加された個人に関する情報（取得時に生存する特定の個人を識別できなかったとしても，取得後，新たな情報が付加され，または照合された結果，生存する特定の個人を識別できた場合は，その時点で個人情報となる）
- ・官報，電話帳，職員録等で公にされている情報（本人の氏名等）

表 9.2　個人情報に該当しない事例

- ・企業の財務情報等，法人等の団体そのものに関する情報（団体情報）
- ・記号や数字等の文字列だけから特定個人の情報であるか否かの区別がつかないメールアドレス情報（例えば，abc012345@ispisp.jp．ただし，他の情報と容易に照合することによって特定の個人を識別できる場合は，個人情報となる）
- ・特定の個人を識別することができない統計情報

### 9-1-3 薬局における個人情報の利用

通常，薬局では以下の目的において患者の個人情報を利用することがある．個人情報の収集に

あたっては，利用目的を明示したうえで必要な範囲の情報を収集し，利用目的を通知または公表し，その範囲内で利用する必要がある．そのため，薬局において患者に「初回問診票」を記入してもらう際に，「個人情報の取扱い」について同意を得る必要がある．また，個人情報取扱事業者の氏名または名称，個人情報の利用目的・開示等に係わる求めの手続き，苦情の問い合わせ等を掲示，もしくはすぐに返答できるようにしておく必要がある（個人情報保護法第7条，第24条等）．

### (1) 患者への医療提供
- 薬局内での調剤等の医療サービスの提供
- 医薬品を安全かつ有効に使用するために必要な情報の把握（薬歴，アレルギーの有無，併用薬の有無，緊急時の連絡先等）
- 医療機関，薬局，介護サービス会社等との必要に応じた連携
- 医療機関等からの照会に対する回答
- 家族等への必要に応じての説明

### (2) 調剤報酬請求のための事務
- 医療保険等事務書類作成
- 審査支払機関へのレセプト提出
- 審査支払機関等からの照会に対する回答

### (3) 薬局の管理運営業務
- 会計，経理業務
- 医療事故等の報告

### (4) その他
- 薬剤師賠償責任保険に関する保険会社への届け出等
- 医療，介護サービスや業務の維持，改善のための基礎資料
- 薬局内の症例基礎資料としての利用
- 薬学生への薬局実務実習としての利用
- 外部監査機関の求めに応じての情報提供

### 9-1-4 個人情報等における安全管理措置

医療・介護関係事業者は，その取り扱う「個人データ」の漏えい，滅失またはき（毀）損の防止その他の個人データの安全管理のために，組織的，人的，物理的，及び技術的な安全管理措置を講じなければならないとしている（個人情報保護法第20条）．そのため，薬局の管理者は，これら法律及び関連ガイドラインを十分に理解したうえで店舗における適切な情報管理を行わなければならない．下記に安全管理措置について示す．

## (1) 組織的安全管理措置

### 1) 個人情報保護に関する規程の整備，公表

・医療・介護関係事業者は，保有個人データの開示手順を定めた規程その他個人情報保護に関する規程を整備し，苦情への対応を行う体制も含めて，院内や事業所内等への掲示やホームページへの掲載を行う等，患者・利用者等に対して周知徹底を図ること.

・また，個人データを取り扱う情報システムの安全管理措置に関する規程等についても同様に整備を行うこと.

### 2) 個人情報保護推進のための組織体制等の整備

・医療・介護関係事業者は，従業者の責任体制の明確化を図り，具体的な取組みを進めるため，医療における個人情報保護に関し十分な知識を有する管理者，監督者等を定めたり，個人情報保護の推進を図るための委員会等を設置すること.

・医療・介護関係事業所で行っている個人データの安全管理措置について定期的に自己評価を行い，見直しや改善を行うべき事項について適切な改善を行うこと.

### 3) 個人データの漏えい等の問題が発生した場合等における報告連絡体制の整備

・医療・介護関係事業者は，① 個人データの漏えい等の事故が発生した場合，または発生の可能性が高いと判断した場合，② 個人データの取扱いに関する規程等に違反している事実が生じた場合，または兆候が高いと判断した場合における責任者等への報告連絡体制の整備を行うこと.

・個人データの漏えい等の情報は，苦情等の一環として，外部から報告される場合も想定されることから，苦情への対応を行う体制との連携も図ること.

## (2) 人的安全管理措置

### 1) 雇用契約時における個人情報保護に関する規程の整備

・雇用契約や就業規則において，就業期間中はもとより離職後も含めた守秘義務を課す等，従業者の個人情報保護に関する規程を整備し，徹底を図る. なお，特に，医師等の医療資格者や介護サービスの従業者については，刑法（表9.3），関係資格法または介護保険法に基づく指定基準により守秘義務規定等が設けられており，その遵守を徹底すること.

### 2) 従業者に対する教育研修の実施

・取り扱う個人データの適切な保護が確保されるよう，定期的な従業者に対する教育研修の実施等により，個人データを実際の業務で取り扱うこととなる従業者の啓発を図り，従業者の個人情報保護意識を徹底すること.

・この際，派遣労働者についても，「派遣先が講ずべき措置に関する指針」（1999年労働省告示第138号）において，「必要に応じた教育訓練に係る便宜を図るよう努めなければならない」とされていることを踏まえ，個人情報の取扱いに係る教育研修の実施に配慮する必要がある.

**表 9.3　秘密漏示罪**（刑法 134 条 1 項）

・医師，**薬剤師**，医薬品販売業者，助産師，弁護士，弁護人，公証人
又はこれらの職にあった者が，正当な理由がないのに，その業務上
取り扱ったことについて知り得た人の秘密を漏らしたときは，6 月
以下の懲役又は 10 万円以下の罰金

## (3) 物理的安全管理措置

　医療・介護関係事業者は，個人データの盗難・紛失等を防止するため，入退館（室）管理の実施（社員証等の着用，外来者入退室管理票等の設置），盗難等に対する予防対策の実施（キャビネット等への保管），機器，装置等の固定（ワイヤーロック等の使用）等の物理的安全管理措置を行うこと．

　また，個人情報を記録した媒体の廃棄については，紙媒体はシュレッダー，電子媒体は物理的破壊等により処理すること．

　個人情報を取り扱う情報システムの操作マニュアル等は，鍵の掛かる場所に保管すること．

## (4) 技術的安全管理措置

　医療・介護関係事業者は，個人データの盗難・紛失等を防止するため，個人データを取り扱う情報システムについて，個人データに対するアクセス管理（ユーザー ID やパスワード等による認証，各職員の業務内容に応じて業務上必要な範囲にのみアクセスできるようなシステム構成の採用等），個人データに対するアクセス記録の保存（アクセスログチェック），個人データに対するファイアウォールの設置等の技術的安全管理措置を行うこと．また，ユーザー ID ごとのパスワード等は，定期的に更新を行うこと．

　個人情報を含んだデータをメール等で送信する場合は，ファイルに暗号化またはパスワードを設定する等適切な対応を行うこと．

---

*Column*

## 持ち出された USB メモリのリスク？！

　2010 年，ある薬局グループにおいて，社内情報である処方せん 2 枚と 29 人分の保険番号と氏名を記載した個人情報が流出していたことが問題となった．社内規定に反し個人情報を含む重要情報を USB メモリにコピーして持ち出して，自宅のパソコンに保存していた．それがファイル共有ソフトである Winny により流出してしまった．紙媒体ではなくデータで個人情報を取り扱うような機会が増えた現代では，セキュリティソフトで情報を守ることや不用意に個人情報を持ち出さないことが大切である．あなたの「情報管理」における認識は大丈夫ですか？

## 9-2 電子情報等の管理

　本章においては，薬局等における個人情報（患者情報）の適切な取扱いと管理について述べてきた．近年のIT化に伴い，薬局等においてもこれらを電子情報等にて取り扱い，管理する機会が格段に増えてきている．そこで本項では，薬局等における電子情報等の管理について記述する．

### 9-2-1 電子保存の要求事項

　薬局における薬剤服用歴管理記録（薬歴）をはじめとする，法的に保存義務のある文書等を電子的に保存するためには，日常の業務や監査等において，電子化した文書を支障なく取り扱えることが担保されなければならないことに加え，その内容の正確さについても要求される．これら法的に保存義務のある文書等の電子保存の要件として，真正性，見読性及び保存性の確保の3つの基準が示されている（e-文書法省令第4条第4項）．

#### (1) 真正性

　電磁的記録に記録された事項について，保存すべき期間中における当該事項の改変または消去の事実の有無及びその内容を確認することができる措置を講じ，かつ，当該電磁的記録の作成に係る責任の所在を明らかにしていること（e-文書法省令第4条第4項第2号）．すなわち，確定された記録は，第三者からみて，いつ・誰が作成したものかが，明確になっている必要がある．

　管理者としては，作成責任者ごとのパスワードを定期的に更新させるとともに，作成責任者の識別・認証を確実に行うよう運用操作環境を整備しなければならない．

#### (2) 見読性

　必要に応じ電磁的記録に記録された事項を出力することにより，直ちに明瞭かつ整然とした形式で使用に係る電子計算機その他の機器に示し，及び書面を作成できるようにすること（e-文書法省令第4条第4項第1号）．すなわち，電子媒体に保存された内容は，目的に応じて支障のない応答時間やスループットと操作方法で，紙の記録と同等に肉眼で見読可能な状態にできることである．

　万が一システムが停止した場合でも，バックアップサーバーと汎用的なブラウザ等を用いて，日常業務に必要な最低限の情報を見読できなければならない．

#### (3) 保存性

　電磁的記録に記録された事項について，保存すべき期間中において復元可能な状態で保存することができる措置を講じていること（e-文書法省令第4条第4項第3号）．

　保存性とは，記録された情報が法令等で定められた期間にわたって真正性を保ち，見読可能にできる状態で保存されることをいう．薬歴等の情報を電子的に保存する場合に，保存性を脅かす原因として，コンピュータウイルスや不適切なソフトウェア等が考えられる．そのため，管理者

は定期的に薬歴等の電磁的に記録された情報のバックアップを作成し，そのバックアップを履歴とともに管理し，復元できるようにする必要がある．

### 9-2-2 電子処方せん

厚生労働省は平成28年3月31日，「電子処方せんの運用ガイドライン」を策定し，同省のウェブ上に公開した．また，同省は関連省令を改正し，同日施行しており，電子処方せんの作成，交付，保存ができるようになった．なお，本項で述べる「電子処方せん」は，既存の処方せんネット受付サービスとは全く異なるため留意していただきたい．

国内のほぼすべての薬局が電子処方せんに対応できるまでの「移行期」として，医療機関は紙の電子処方せん引換証を発行し，電子処方せんに対応していない薬局は紙の処方せんに転換できる仕組みをとる．具体的には，患者に説明して了承を得たうえで，電子処方せん引換証のタイトル部分の「電子」と「引換証」を二重線で抹消し，抹消した部分に薬剤師が押印する．

電子処方せんの実施地域については，(1) 電子化を開始する圏域（二次医療圏単位等）内の医療機関・薬局の体制整備が網羅的であること，(2) 電子署名のためのHPKI（Healthcare Public Key Infrastructure：保健医療福祉分野の公開鍵基盤）が普及していること，(3) 患者の求めやシステム等の障害を想定し，紙による交付にも対応できること，の3条件を満たすことが，医療情報ネットワーク基盤検討会で求められている．

なお，HPKIとは，医師・薬剤師・看護師等，保健医療福祉分野の26種類の国家資格と，院長・管理薬剤師等，5種類の管理者資格を電子的に認証することができる厚生労働省が認めた唯一の電子証明書のことである．

以下に，電子処方せん発行の流れ（図9.1）及び電子処方せん引換証（図9.2）について示す．

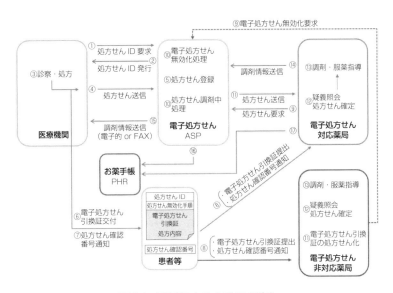

図9.1 電子処方せん発行の流れ
(厚生労働省，電子処方せんの運用ガイドライン)

電子 処 方 せ ん 引換証

※ これは処方せんではありません。 なお、電子処方せん非対応薬局において、本引換証を処方せんに転換する場合は、電子処方せんの無効化の方法に基づき無効化を実施するとともに、上記の「電子」「引換証」を、二重線で末梢し、薬剤師の印を押してください。
※ 本引換証は、処方せんを電磁的記録により交付することを承諾いただいた方に交付しています。

| | | | |
|---|---|---|---|
| 公費負担者番号 | | 保険者番号 | |
| 公費負担医療の受給者番号 | | 被保険者証・被保険者手帳の記号・番号 | ・ |

| | | | | |
|---|---|---|---|---|
| 患者 | 氏名 | | | 保険医療機関の所在地及び名称 |
| | 生年月日 | 明 大 昭 平 年 月 日 | 男・女 | 電話番号 |
| | | | | 保険医氏名 ㊞ |
| | 区分 | 被保険者 | 被扶養者 | 都道府県番号 ／ 点数表番号 ／ 医療機関コード |
| 交付年月日 | 平成 年 月 日 | | 処方せんの使用期間 | 平成 年 月 日（特に記載のある場合を除き、交付の日を含めて4日以内に保険薬局に提出すること。） |

処方

変更不可

個々の処方薬について、後発医薬品（ジェネリック医薬品）への変更に差し支えがあると判断した場合には、「変更不可」欄に「レ」又は「×」を記載し、「保険医署名」欄に署名又は記名・押印すること。

備考

保険医署名（「変更不可」欄に「レ」又は「×」を記載した場合は、署名又は記名・押印すること。）

電子処方せんの無効化の方法：以下の連絡先に電話をかけると、処方せんＩＤを入力するよう音声案内が流れますので、上記の処方せんＩＤを入力します。その後、無効化の実施について確認がありますので、実施を選んでください。
連絡先電話番号 ： ××××－××××－ ××××

処方せんID（16桁） ○○○○ ○○○○ ○○○○ ○○○○

保険薬局が調剤時に残薬を確認した場合の対応（特に指示がある場合は「レ」又は「×」を記載すること。）
□保険医療機関へ疑義照会した上で調剤　　□保険医療機関へ情報提供

| | | | |
|---|---|---|---|
| 調剤済年月日 | 平成 年 月 日 | 公費負担者番号 | |
| 保険薬局の所在地及び名称 保険薬剤師氏名 | ㊞ | 公費負担医療の受給者番号 | |

備考 1．「処方」欄には、薬名、分量、用法及び用量を記載すること。
2．この用紙は、日本工業規格 A 列５番を標準とすること。
3．療養の給付及び公費負担医療に関する費用の請求に関する省令（昭和51年厚生省令第36号）第１条の公費負担医療については、「保険医療機関」とあるのは「公費負担医療の担当医療機関」と、「保険医氏名」とあるのは「公費負担医療の担当医氏名」と読み替えるものとすること。

図 9.2　電子処方せん引換証
（厚生労働省，電子処方せんの運用ガイドライン）

### (1) 電子処方せんの運用ガイドラインの趣旨

処方せんは，医師・歯科医師から薬剤師への処方内容の伝達だけでなく，医師・歯科医師から患者に交付され，患者自らが処方内容を知ることができる，患者にとって最も身近な医療情報の1つといえる．

このため，処方せんの電子化は，医療機関と薬局の連携や服薬管理の効率化等に資するだけでなく，電子版お薬手帳との連携により，患者自らが服薬等の医療情報の履歴を電子的に管理し，健康増進への活用（ポータルサービス）の第一歩になる等，多くのメリットがあるため，その運用ルールや地域医療連携ネットワークの整備・普及を進め，できるだけ早く国民がそのメリットを享受できるようにする必要がある．

### (2) 処方せん電子化のメリット

処方せんの電子化は，患者に最も身近な医療情報を電子化する意味を持ち，電子版お薬手帳と

第9章　情報管理　173

の連携により，患者自らが服薬等の医療情報を電子的に管理し，健康増進への活用にもつながる等，多くのメリットが期待される．電子化のメリットについて，「電子処方せんの実現について」（2013年3月医療情報ネットワーク基盤検討会）では，以下のとおり整理している（表9.4）．

表9.4　処方せんの電子化のメリット

**医療機関，薬局におけるメリット**
・情報の有効利用
・安全性の確保（相互作用，アレルギー情報）
・コスト削減，偽造防止
・フィードバック情報の容易さ（後発医薬品）
・遠隔診療時の原本受け取り可能

**患者や家族におけるメリット**
・遠隔診療時の原本受け取り可能
・服薬情報の保存・管理（電子お薬手帳）
・診療の継続性の確保（他医療機関への提示）
・災害時等の利用（自治体等への情報預託）

（厚生労働省，電子処方せんの運用ガイドラインより一部抜粋）

### (3) 医療機関，薬局における準備

　医療機関では，電子処方せんの発行・受理等に用いる機器・システム等について，品質等が保証された製品を選択し，できる限りバックアップの仕組みを用意するとともに，ネットワークが停止した場合に対応して，携帯電話等によるデータ通信経路を用意しておく等の対策をとることが望ましい．また，電子処方せんを発行できない場合に備えて，従来の紙の処方せんに対応できる機能を残しておく必要がある．併せて，このような機器やネットワークの支障が発生した場合の運用方法について，医療機関・薬局等において，あらかじめ対応手順等を検討し，マニュアルを用意しておく必要がある．

　また，大規模災害等により，電子処方せんサービス全体が機能しなくなった場合の備えも必要である．全体システムに関する緊急時の運用形態について，電子処方せんASP（アプリケーションサービスプロバイダ）サービスの運営主体を中心として，事前に検討のうえ，非常時の運用ルールを定めておく必要がある．

# 第10章

# 安全管理

　保険薬局における安全管理対策では，調剤過誤防止対策と個人情報管理が求められる．本章では，医療事故や調剤過誤が発生する背景とともに実際の調剤過誤防止対策について概説する．

## 10-1　医療事故とは

　医療従事者の業務上の行為に伴って発生したすべての有害事象のことを，医療事故という．すなわち，医療事故には「医療従事者の過失による有害事象」と「医療従事者の過失がなく発生した有害事象」の両者が含まれる．医療従事者の過失による医療事故のことを特に「医療過誤」と呼び，保険薬局業務では「調剤過誤」が相当する．この過失の有無は，一般的に事故発生当時の医療水準を基準に判断されるため，医療過誤とされる範囲は医療技術の発展とともに変化する．また，医療従事者に過失がない医療事故としては，予見不可能や回避不可能な医薬品投与によるショックなどが該当する．

### 10-1-1　医療過誤

　医療過誤が注目されるようになったのは，全米科学アカデミー医療研究所が1999年に報告した「To Err is Human」である．その報告では，医療過誤による死亡者数は年間44,000～98,000人と推定され，そのうち投薬ミスによる死亡者数が年間7,000人と推定されるというものであった．この医療過誤による死亡者数は交通事故による死亡者数より多いため，米国社会に大きな衝撃を与えた．そのため，当時の政権は5年間で医療過誤関連の死亡者を半減させる方針を示し，政府機関が主導して対応策が検討された．この対応策として，医薬品の類似名称や包装の改善，医療現場における薬剤師の役割の向上，政府系医療機関などに対する医療過誤報告の義務づけ，患者向け文書の作成義務づけなどが示され，現在の医療過誤防止対策に活かされている．

　医療過誤の背景を考察するうえで重要なことは，医療行為にはリスクを伴うという視点である．医療行為は疾病治癒が主たる目的であるが，その目的に到達する過程で医薬品の有害事象や投薬ミスの発生，病棟での転倒事故などのリスクに遭遇してしまうことがある．すなわち，一連

の医療行為の過程で常に存在するのは予期しえないリスクであり，そもそも安全は存在しないという捉え方が妥当であろう．そのうえで，リスクを可能な限り的確に予測し，確実に防止する努力をするかが安全管理であり，この繰り返しが重大な医療事故の発生抑止に結び付くのである．そのうえで忘れてはならないことは，医療チームの1人1人が力を合わせて安全をつくり出そうとする姿勢と組織文化構築の必要性である．

### 10-1-2 医療過誤発生の要因

医療過誤発生の背景を考えるうえで重要なことは，人や物・環境に関係する種々の要因について分析することである．人に係わる要因としては，［確認行為を怠った］［観察を怠った］［連携ができていなかった］［判断を誤った］など行動に係わる要因のほか，［知識が不足していた］［技術，手技が未熟だった］［勤務状況が繁忙だった］［通常と異なる身体的，または心理的条件下にあった］などヒューマンファクターによる要因があげられる．一方，物・環境については施設・設備機器が関係する要因のことであり，［作業環境に問題があった］［コンピュータシステムに問題があった］などがこれに該当する．その他の要因としては，［教育・訓練に問題があった］［ルールに不備があった］などがあげられる．これらを分析するうえで忘れてはならないことは対策を講じて作業システムに存在する問題点（＝システムの穴）を改善したとしても，時にこれを突破して医療事故が発生するということである．これについては，心理学教授のリーズン（J. T. Reason）が提唱したスイス・チーズモデルが参考になる（図10.1）．

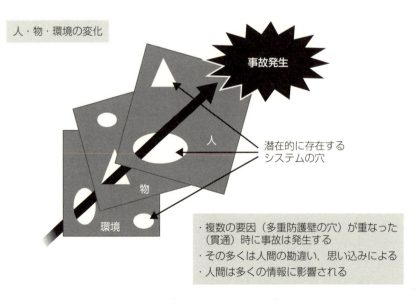

図10.1 リーズンのスイス・チーズモデル

第 10 章 安全管理　177

　これは安全管理に関する概念の 1 つであり，「人・物・環境などの要因は変化し，そこに存在するシステムの穴（問題点）が重なって貫通し，これを突破してしまった時に医療過誤が発生する」というものである．この事故発生のメカニズムを想定したうえで，対策を立案し，実行後はこれがきちんと機能するよう監視することが重要なのである．

　現代の診療行為では，専門性や作業内容に応じて分担・管理されるとともに，電子カルテシステムや各部門システムの導入の他，各専門職内や職種横断的な管理がなされている．保険薬局においても，電子薬歴システムや調剤システムの他，各作業の工程においても分担化され，程度の差はあるもののシステム化されている．このようなことから医療過誤，調剤過誤の防止対策を講ずるには，［人―人］，あるいは［人―物・環境システム］というシステムの内部で過誤が発生するという前提に立ち，組織や業務全体をシステムとして捉え，チーム全体でリスクを管理する考え方が主流となっている．

## 10-1-3 医薬品のリスク管理

　薬剤師は医薬品を通して治療行為に参加している．そのため，医薬品の安全性に関して，正しく認識しておく必要がある．
　医薬品は，
　［開発段階での安全性確保］
　［製造段階での品質確保］
　［販売段階での医薬品情報の提供と副作用情報などの収集・評価］
　［医薬品の使用段階での適正使用の確保］
の 4 つが確保されることで，その安全性が保障される．上記のうち，薬剤師が係わる［医薬品の使用段階での適正使用の確保］において特に重要なことは，医薬品には［医薬品そのもののリスク］と［医薬品使用過程におけるリスク］があることである．

　［医薬品そのもののリスク］とは投与後に発生する副作用等の有害事象のことであり，その多くが予見不可能である．患者に投薬・販売する際には，副作用，すなわち［医薬品そのもののリスク］が伴っていることを前提にして，その初期症状をわかりやすく伝え，早期発見・重篤化防止を図る心構えとケアが必要である．薬学生の諸君は，今後，副作用を回避するうえで求められる医療者・患者関係や副作用モニタリングの視点を学ぶことであろう．

　［医薬品使用過程におけるリスク］は下記の 2 つに分類され，これらに対しては人間工学や心理学等による分析や対策などが有効である．

① 医薬品側の問題
　名称類似や外観の類似，使用者に誤解を招くような表示などが該当する．この医薬品側の問題と下記の使用者側の問題が同時に発生し，防御システムを突破することにより医療事故につながる．オーダリングシステムの導入は手書き処方による誤調剤回避など医療安全上非常に有効であるが，一方で名称類似による誤選択という問題がある．このため，製造販売している製薬企業各社では名称を変更する等の対策を講じている（表 10.1）．

表 10.1　医薬品関連医療事故例

---

1　アルサルミン®（消化性潰瘍剤）を処方するつもりでアルケラン®（抗骨髄腫剤）を誤
　　選択して投与．その後7か月間誤りに気がつかず連続投与．
　　　　　← 名称類似

2　サクシゾン®（ステロイド剤）を処方するつもりでサクシン®（筋弛緩剤）を誤選択し
　　て投与．患者は死亡．
　　　　　← 名称類似　⇔ 「スキサメトニウム注」に名称変更

3　アルマール®（循環器用剤）を処方するつもりでアマリール®（糖尿病用薬）を誤選択
　　して投与．1例では患者が死亡．
　　　　　← 名称類似　⇔ 「アロチノロール錠」に名称変更

4　タキソール®（抗悪性腫瘍剤）を投与するつもりで，タキソテール®（抗悪性腫瘍剤）
　　を誤選択して投与．患者は1か月後に死亡．
　　　　　← 名称類似

5　ウテメリン®（切迫早産治療剤）の処方に対して，メテナリン®（子宮収縮止血剤）を
　　調剤．患者は2か月後に無事出産．
　　　　　← 名称類似　⇔ 「メチルエルゴメトリン錠」に名称変更

---

② 医療従事者側の問題

　医薬品投与の過程では，様々な職種が関与する．そのため，口頭伝達や転記の際に発生する情報伝達エラー，処方オーダー時の入力ミス等のヒューマンエラー，知識不足による疑義照会の未実施等が単発的に，時には複合的に発生することに注意しなくてはならない．特に薬局等においては，疑義照会の未実施，調剤過誤や患者誤認による投薬過誤，医薬品使用に係る誤った情報伝達等が問題となる．これらの多くは医薬品を取り扱う薬剤師のヒューマンエラーであるため，近年様々な対策が講じられている．代表的なものとしては処方せん自動認識システム，散薬鑑査システムや調剤ロボット，PDA 端末による計数調剤支援システム等といった調剤過誤防止支援システムの導入の他，調剤棚の配置順の工夫やラベル貼付によるピッキング時の注意喚起，交付時の処方薬確認等があり，これらを有効に機能させることで誤投薬のリスクは大幅に低減された．しかしながら，調剤支援システムの活用にも落とし穴があり，全自動錠剤分包機の錠剤カセット充填ミスや薬品マスタの誤設定，散剤装置瓶の充填ミスなど被害が拡大するヒューマンエラーのリスクが内在する．

　このように，医薬品投与の過程は医師による処方，薬局での処方せん受付，処方監査，調剤，最終鑑査，投薬・服薬指導等といったサブシステムが連携する流れ作業であり，そこには人，情報，機器が内包するリスクが個々に潜んでいる．薬局の管理者は人間工学によるエラー対策を検討するとともに，上記サブシステムに内在するリスクを施設内で情報共有し対策を立案する取組みが必要である．

## 10-2 医療現場での調剤過誤防止対策

　医薬品の安全な提供は，薬剤師に課された基本的な使命である．しかしながら，調剤過誤事件が相次いで報道されるなど調剤過誤事例は後を絶たない．薬剤師は自身が起因する調剤過誤を何としても防がなければならないが，個人の努力で調剤過誤を防止するには限界がある．"To Err is Human（人間は必ず間違える）"という現実を直視し，組織全体で防止対策を構築することが必要である．ここでは，医療現場での調剤過誤防止対策を解説する．

### 10-2-1 代表的なインシデント（ヒヤリ・ハット）事例

　薬局における過誤は，調剤過誤と調剤録等の作成過誤（以下，入力過誤）がある．また，過誤の発生原因として，個人の問題（人的要因）とシステムの問題（組織的要因）があげられる．以下に医療現場で発生する調剤過誤の背景について解説する．

#### (1) ハインリッヒの法則

　重大な医療事故の発生の裏には，ヒヤリとしたり，ハッとしたりした事例（ヒヤリ・ハット事例）が数多く存在している．アメリカの損害保険会社に勤務していたハインリッヒ（H. W. Heinrich）は，事故の発生を統計学的に調べて法則化した「ハインリッヒの法則」という経験則を提唱した．ハインリッヒの法則によると，1件の重大事故が起こる背景には，29件の軽微・中等度な事故があり，さらに事故には至らなかった300件のヒヤリ・ハット事例が存在する（図10.2）．この法則を正しく理解することで，重大な事故を未然に防ぐことができる．

　致命的な重大な医療事故を防止するためには，29件の軽微・中等度な医療事故のみならず，日々起こってしまう300件以上のヒヤリ・ハット事例に関しても分析し，組織として対策を講ずる姿勢や職場環境の改善が必要である．薬局の日常業務においても，ヒューマンエラーの発生を

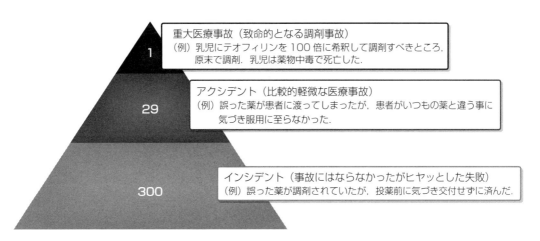

図10.2　ハインリッヒの法則

ゼロにすることはできない．しかしながら，日々の取組みや組織内の連携により，これを限りなくゼロに近づけることは可能である．

1) 入力時のヒューマンエラーとその影響

　薬剤情報提供文書や薬袋を，調剤システム等のパソコンに入力することでプリンタに出力し，患者に交付する．この時，入力者である薬剤師等が入力ミスの発生源となり，結果として患者が医薬品を誤使用する調剤過誤事例に至る場合がある．このようなヒューマンエラーに対して薬剤師が注意すべき点は，種々配慮が必要な多くの高齢者が薬局を訪れるということである．高齢者は，薬剤のヒートの形態や錠剤の色で服用時間を覚えていることが多い．また，薬剤情報提供文書（以下，薬情）により服用時間を確認している患者もいる．このような背景を有す高齢患者に，間違った情報が記載されている薬情を提供してしまうことで，正しく薬が服用されないというリスクが新たに発生するのである．また，薬情の入力や処方せんの調剤に誤りがない場合でも，調剤された医薬品の外観と薬情の写真が異なっていた場合，高齢者は不安から服用せず，コンプライアンスが低下する事態も時として発生する．

　入力ミスは，個人の注意だけで防ぐことには自ずと限界があるため，自動入力システムの導入が効果的である．現在，処方せんの二次元バーコード（QR コード）読み取りシステムが徐々に増加しつつある．これにより，バーコードを読み取るだけで患者の氏名，薬剤名，用法・用量といった処方情報が調剤システム等のパソコンに自動的に入力される．現在では一般名処方の処方せんが増えていることから，商品名を選択する必要があるものの，処方せん内容と同じ情報が薬情に記載されるため入力ミスが解消される．加算に関しては，自動入力されない部分もあるため注意が必要であるが，薬情，薬袋の記載・出力ミスの発生をなくすことができる．

2) 調剤過誤

　調剤過誤には，薬剤・剤型・規格の取り違え，数量あるいは分包の間違えなどがある．最も頻繁に起こるのは数量過誤である．

① 計数調剤時の過誤

　表 10.2 に処方例を示した．この処方では，1 剤だけ日数が違う薬剤が処方されている．

表 10.2　処方例

| | |
|---|---|
| Rp.1 | アマリール®錠 1 mg　1 T |
| | 分 1　朝食後　30 日分 |
| Rp.2 | メトグルコ®錠 250 mg　3 T |
| | 分 3　毎食後　25 日分 |
| Rp.3 | トラゼンタ®錠 5 mg　1 T |
| | 分 1　朝食後　30 日分 |

　このようなケースでは，先入観から Rp.2 も 30 日分として調剤してしまうことがある．特に高

齢者では 10 剤以上処方されている多剤併用例が多く，そのような場合に 1 剤だけ日数調整が行われていると見落としやすい．また，内服薬の PTP シートはほとんどが 10 錠単位であるが，14 錠単位のウィークリーシートも販売されている．そのため，購入時に PTP シートの錠数単位を変更した場合にも，先入観から数量過誤が発生することがある．さらに，軟膏剤やクリーム剤の処方では病院ごとで処方記載方法が異なり，グラム単位での記載もあれば本数単位での記載もあることから，過誤に注意する必要がある．

　剤型の取り間違いも注意が必要である．誤って交付してしまった場合は外観の違いが患者に不安感を抱かせ，結果として服薬コンプライアンスが低下することがある．例えば，トランサミン®カプセルを投与すべきところトランサミン®錠を投与してしまった場合などでは，薬情ではカプセルの写真であるが，投与された薬剤は錠剤である．成分は同じでも外観が違うことから不安感が生じ，服用されていないことがある．

　また，同じ医薬品でも，規格違いの取り間違えをした場合では重大事故につながる場合がある．例えば，経口糖尿病薬であるアマリール®錠には 0.5 mg 錠，1 mg 錠，3 mg 錠の 3 規格がある．0.5 mg で血糖コントロールができている患者に，誤って 3 mg を投与してしまった場合，どのようなことが起こるかを想像してほしい．その患者が高齢者であった場合には，低血糖により死に至る可能性がある．

## ② ジェネリック医薬品の過誤

　ジェネリック医薬品の処方せんを調剤する場合，数あるジェネリック医薬品製造・販売会社の製品の中から調剤する薬を選択するため，時として製薬メーカーが異なる医薬品を調剤してしまう場合がある．有効成分は同等であるわけだが，受け取った患者は医薬品の外観が違うことで不安感を抱き，服用しなくなるケースがある．このように，期待する治療効果が得られないといった事態が生じることがある．

## ③ 類似薬品名による過誤

　医療現場では，類似した薬品名が多く存在する．例えば，高尿酸血症治療薬のアリスメット®錠と高血圧治療薬のアルドメット®錠，てんかん治療薬のテグレトール®錠と気管支喘息治療薬のテオドール®錠などである．これらは実習生や新人薬剤師にとって間違えやすい医薬品といえる．

### 10-2-2 薬局での調剤過誤防止対策

　調剤過誤は，ある特定の人が引き起こすものではない．誰もが起こす可能性を有している．高度にシステム化されている多くの医療現場でも，複数のスタッフが関与する業務工程でエラーが重なり，各段階を突破した結果として事故に至る場合がある．薬局では，調剤者と鑑査者を分けてダブルチェックしたにもかかわらず発生する調剤過誤は厳然と存在し，その背景には複数の発生要因が包含されている．では，調剤過誤を防ぐにはどのような取組みが効果的であろうか？基本的なことであるが，まず過誤を起こしやすい状況や環境を分析し，要因を把握し，これに対

処することが重要である．例えば，入力過誤と調剤過誤を起こしてしまった場合，過誤発生の時間帯，薬局の混雑度，心身的状況などあらゆる観点から分析を行い，発生要因を分析する必要がある．このように医療過誤が起こる背景には種々の要因が潜んでおり，その複雑性を分析し，可能な範囲で分類することが効果的である．その代表的な分析方法として，M-SHELL モデル，4M4E 分析があげられる．

1) M-SHELL モデル（事故の要因分析）

M-SHELL モデルは，航空業界で提唱されたヒューマンファクターの事故分析モデルである．モデルの中央に人間（当事者・本人）がおり，その周囲に4つの要素が配置され，4つの要素が影響し合っていることを表している．具体的には，「S：ソフトウエア」「H：ハードウエア」「E：（作業）環境」「L：人間の問題（中央のLは当事者，下段のLは周囲とのコミュニケーション）」「M：マネジメント」に注目して問題点を抽出・分析する．すなわち，人の注意力には限界や特性があり，エラーの発生は個人が起こす注意力不足などが原因ではない．システム内に問題が発生しており，個人の注意のみで問題を解決することはできないという視点で分析するのである．外縁が波線になっているのは，環境によって個人の能力や限界が変化することを表している（図10.3）．

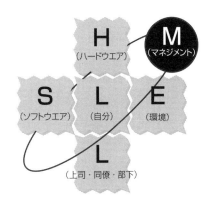

図 10.3　M-SHELL モデル

2) 4M4E 分析

4M4E 分析とは，事故の要因と対策を整理するための方法であり，アメリカ航空宇宙局（NASA）で採用されている．

事故の具体的な要因をマトリックス表にして，4つのM（「Man：人間（当事者）」，「Machine：設備・機械」，「Media：環境・手段」，「Management：管理」）で分析し，4つのE（「Engineering：技術・工学」，「Enforcement：強化・徹底」，「Education：教育・訓練」，「Example：模範・事例」）で対策を立てることで，原因と対策を明確にすることができる（表10.3，表10.4，表10.5）．

第10章　安全管理　**183**

表 10.3　4M4E の分析シート（マトリックス表）

| 対策＼具体的要因 | Man 人間（当事者） | Machine 設備・機械 | Media 環境・手段 | Management 管理 |
|---|---|---|---|---|
| Engineering 技術・工学 | | | | |
| Enforcement 強化・徹底 | | | | |
| Education 教育・訓練 | | | | |
| Example 模範・事例 | | | | |

表 10.4　4M4E の具体例

| 4M（具体的要因）の例 | | 4E（対策）の例 | |
|---|---|---|---|
| Man 人間（当事者） | 身体的・心理的・精神的状況，スキル，知識など | Engineering 技術・工学 | 機器の改善，表示・警報など |
| Machine 設備・機械 | 配置，機能など | Enforcement 強化・徹底 | 手順の設定，注意喚起など |
| Media 環境・手段 | マニュアル，チェックリスト，労働条件，勤務時間など | Education 教育・訓練 | 知識，実技，意識など |
| Management 管理 | 教育・訓練方法，など | Example 模範・事例 | 事例紹介など |

表 10.5　4M4E による調剤過誤要因分析と対策立案の例

| 対策＼具体的要因 | Man 人間（当事者） | Machine 設備・機械 | Media 環境・手段 | Management 管理 |
|---|---|---|---|---|
| 具体的要因 | 焦っていた | ヒートの包装が類似 | 混雑時 | 棚が隣同士であった |
| Engineering 技術・工学 | | 外箱に入れて保管 | | |
| Enforcement 強化・徹底 | | 注意喚起の張り紙をつくる | | |
| Education 教育・訓練 | | 類似包装があることを知る | | |
| Example 模範・事例 | | 過誤事例の共有 | | |

　これを応用改編したのが，日本薬剤師会事故防止検討会で作成した PHARM-2E 分析法である．調剤事故要因分析として有用なツールである（図 10.4）．

PHARM-2E分析法　記入用紙

「事例概要」

事故レベル（0　1　2　3　4　5）

| PRACTICE（調剤） | HUMAN（人） | APPLIANCE（機器・物・表示） | RELATION（連携） | MANAGEMENT（組織・管理） |
|---|---|---|---|---|
| 調剤手順<br>□ 処方鑑査<br>□ 薬剤の調製<br>□ 調剤薬監査<br><br>調剤環境<br>□ 処方せんの集中<br>□ 繁雑な調剤<br><br>薬学的管理<br>□ 薬歴の管理・確認<br>□ 相互作用・重複の確認<br>□ 副作用歴の確認<br>□ 薬剤アレルギー歴の確認<br>□ 禁忌薬剤の確認 | 身体的・肉体的状況<br>□ 睡眠不足・疲労<br>心理的・精神的状況<br>□ 焦り・ストレス・注意不足<br><br>能力<br>□ 知識不足<br>□ 経験不足<br><br>怠慢・違反<br>□ 業務マニュアルの未遵守<br>□ 迅速な対応の遅れ | 医薬品<br>□ 薬剤特性<br>□ 薬剤類似・複数規格<br>□ 薬剤配置・検品・充填<br><br>機械・機器<br>□ コンピューター<br>□ 調剤機器・秤量機器<br><br>記載・表示<br>□ 薬剤情報提供文書<br>□ お薬手帳<br>□ 薬袋<br>□ ラベル表示 | 薬剤師⇔患者<br>□ 薬剤交付時・患者確認<br>□ 情報提供・服薬指導<br>薬剤師⇔医師・医療機関<br>□ 疑義照会<br>□ 医療機関・施設との連携<br>薬剤師⇔薬剤師<br>□ 業務の引継ぎ<br>薬剤師⇔メーカー、卸<br>□ 発注業務<br>□ 情報伝達 | 組織・規定<br>□ 勤務体制・業務配分・人員配置<br>□ 業務マニュアルの作成・運営<br>教育・研修<br>□ 教育・研修の機会の確保<br>□ 患者の安全性確保<br>管理薬剤師の役割<br>□ 業務管理<br>□ 開設者への意見具申<br>開設者の役割<br>□ 各種法令等の遵守<br>□ 管理薬剤師の意見尊重<br>□ 従業員の健康管理 |

要因（例）

要因となった業務段階

1. 処方せん受付（本人の確認）
2. 処方監査
2-1. 処方内容の確認
2-2. 薬歴確認・お薬手帳の確認
3. 疑義照会
4. 薬剤の調製
4-1. 錠剤・カプセル剤
4-2. 散剤・顆粒剤
4-3. 内服液剤
4-4. 注射剤（インスリンなど）
4-5. 外用剤
4-6. その他（薬剤の補充・充填、予製）
5. 最終監査
6-1. 処方鑑査の再検討
6-2. 調剤薬監査
6-3. 薬袋・ラベルなどの再確認
7. 薬剤の交付（本人の確認）
8. 服薬指導
8-1. 重効能説明
8-2. 用法説明
8-3. 副作用説明
8-4. 薬剤情報提供文書の提供
8-5. お薬手帳への記載
9. その他（疑義発注など）

具体的要因

対応策（例）

具体的対応策

ENFORCEMENT（教育・強化）
・知識習得
・技術習得
・注意喚起

ENGINEERING（技術・具体策）
・システム導入
・表示の工夫
・手順見直し
・マニュアル化

図 10.4　PHARM-2E 分析法

（井上章治、平成 14 年度厚生労働科学研究「病院等における薬剤師業務の質の向上に関する研究」分担研究「保険薬局における調剤事故防止対策に関する研究」報告書）

## 10-2-3 医療現場での調剤過誤発生時の対応

　過誤が起きてしまった時は，まず管理者に報告，続いて患者への対応を行う．すなわち，過誤発生後ただちに，店舗の管理薬剤師　⇒　ブロック・エリアマネジャーの順で報告する．その際には，患者への対応を具体的に検討する．その後，患者に電話連絡し事態を説明　⇒　直接自宅に伺い謝罪　⇒　正しい薬剤と薬情の交換などの対応をすみやかに行う．

　上記と並行して，簡易的な初期報告書を作成する．どのような過誤が起こったのか，患者に健康被害が起きていないかが初期報告の中心となる．患者への謝罪終了後，詳細な発生状況等を記載し，再発防止策を記載した最終報告書を管理薬剤師，ブロック・エリアマネジャーに提出する．最終報告書作成時の注意点として，立案した再発防止策を記載する姿勢が求められる．このように一般的な対応方法として，把握→分析・評価→対応→再評価の流れで処理を行う．

　以下に，過誤報告書を基に薬局で行われている対策の実例を述べる．

### 1）調剤棚における医薬品の配置（陳列）

　表 10.6 に医薬品配置（陳列）例を示した．薬の取り間違いが起きないための医薬品配置の方法としては，50 音順，薬効順，頻出順があげられる．

表 10.6　調剤棚の医薬品配置（陳列）例

| | メリット | デメリット |
| --- | --- | --- |
| 50 音順 | ・ルールが明確でわかりやすい<br>・慣れていない薬剤師でもすぐに対応できる | ・ピッキングの動作量が増える |
| 薬効順 | ・ピッキング時の動作が減る | ・慣れていない薬剤師だと対応しづらい |
| 頻出順<br>（ロケーション管理） | ・薬の配置を覚える必要がない<br>・処方頻度の高い薬を手元に配置，一緒に処方される薬の組み合わせを近くに並べることができる | ・メンテナンスが必須<br>・処方入力・在庫管理・在庫の配置を一括でシステム管理するため初期投資が高額 |

　配置上の安全管理対策として，
　ⅰ）規格違いやジェネリック医薬品がある先発医薬品の錠剤棚に注意喚起の紙を貼り付ける（図 10.5）．
　ⅱ）処方頻度が多い医薬品同士は，配置距離を離しておく．
などが行われている．

### 2）注意すべき時間帯

　混雑時と比較的余裕がある時間帯では，同じ状態で調剤することが難しい．混雑時には，早く調剤しようという焦りが生まれる．また，混雑時の終わりや夕方などの時間帯は，緊張感が解けてエラーを起こしやすいものである．注意喚起は重要であるが，それでもエラーを回避することはできない．脳の情報処理は目や耳から入ってきた感覚情報のうち，必要な情報を［選択］，［認

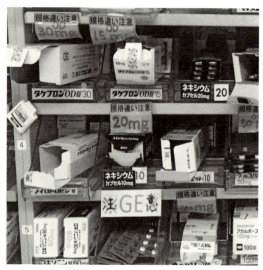 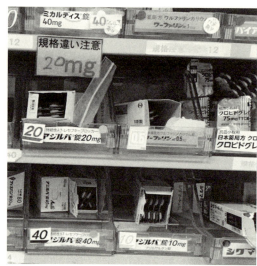

図 10.5　規格違い及びジェネリック医薬品の注意喚起した調剤棚
(有限会社ブルークロスより提供)

知］，［判断］，［決定］，［行動］というプロセスを経る．このいずれかのステップでエラー（例えば，感覚・認知エラー）が起こることでヒューマンエラーが発生する．そのため，過誤報告書の作成と共有により，エラーが起こりやすい時間帯や心理状態を分析し，把握することが対策として重要である．

3）電子ジャーナル・バーコード

　電子ジャーナル・バーコードとは，バーコードを読み込むことにより明細がレシートに再現される機能である．このバーコードを利用して調剤が正確に行われていたかを監査する．

　散剤や水剤では，実際に計量された量が適切であるか秤量機を用いて計量する．その結果がレシートサイズの紙に印刷され，監査に利用できる．さらに，実際の薬剤と分包紙の全体量を計測し，間違いがないかを確認する．

　バーコードは，散剤だけでなく錠剤の調剤にも用いられている．現在，医薬品にはGS1データバーというバーコードの印字が義務づけられている．錠剤やカプセル剤の一包化調剤に用いる自動錠剤分包機では，カセットへの充填ミスが懸念される．自動錠剤分包機のカセットにPTPシートに印字されているバーコード情報を登録しておくことで，ヒューマンエラーによる充填ミスを回避することができる．

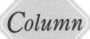

## 自動分包機による実際の過誤例

【概要】
某薬局で 2011 年に発生した調剤過誤
　2011 年 2 月下旬から 4 月 1 日（事件発覚）までの期間，マグミット®錠を自動分包機で一包化する際，自動分包機の設定ミスにより毒薬のウブレチド®錠（コリンエステラーゼ阻害薬）が調剤されてしまった．

20 名　約 2,700 錠を誤投与
死亡　1 名
死亡者：75 歳女性　1 週間服用後　腹痛，嘔吐を繰り返し，入院し死亡．

【結果】
　管理薬剤師及び薬局の経営者（薬局開設者）が業務上過失致死の容疑で書類送検された．

【事故の経緯】
・別の薬剤師が自動分包機に「マグミット®錠」の番号を登録した際に既に登録済みであった「ウブレチド®錠」と二重登録，「マグミット®錠」を選択しても「ウブレチド®錠」が調剤されていた．
・管理薬剤師は，開設者から「叱責されるのが嫌で報告も回収もしなかった」．
・開設者は，「客を待たせたくなかったので（部下に）薬の中身を確認させなかった」．

# 索　引

## あ

| | |
|---|---|
| アドヒアランス | 2 |
| 安全管理 | 175 |
| 安定性試験 | 142 |
| adherence | 2 |
| Administration Industrielle et Generale | 6 |
| RPSGB | 56 |

## い

| | |
|---|---|
| 医制 | 39 |
| イタリアの薬局 | 52 |
| 一部負担金 | 21 |
| 一般用医薬品 | 159 |
| 一包化調剤 | 76, 77 |
| 医薬同一 | 39 |
| 医薬品，医薬部外品，化粧品及び医療機器の製造販売後安全管理の基準に関する省令 | 155 |
| 医薬品，医薬部外品，化粧品及び医療機器の品質管理の基準に関する省令 | 155 |
| 医薬品医療機器等法 | 63 |
| 医薬品管理 | 131, 142 |
| 医薬品販売業 | 44 |
| 医薬分業 | 39, 51 |
| 医療過誤 | 175 |
| 医療事故 | 175 |
| 医療制度 | 16 |
| 医療提供体制 | 23 |
| 医療費 | 26 |
| 医療費負担適正化法 | 33 |
| 医療保険制度 | 16 |
| 医療保険制度改革法案 | 33 |
| 医療保険取引所 | 34 |
| インシデント | 76, 78 |
| インターネット薬局 | 45, 57 |

## う

| | |
|---|---|
| ウエイ | 130 |
| 運転資金 | 107 |

## え

| | |
|---|---|
| 英国王立薬剤師会 | 56 |
| 英国の薬局 | 55 |
| エコノミー | 10 |
| ABC 分析法 | 112, 113 |

## effectiveness ...

| | |
|---|---|
| effectiveness | 123 |
| efficiency | 123 |
| FFS | 31 |
| HMO | 31 |
| M-SHELL モデル | 182 |
| NHS | 55 |
| P. Economy | 10 |

## お

| | |
|---|---|
| オバマケア | 33, 34 |
| 温度管理 | 145 |
| オンライン薬局 | 45 |
| Obamacare | 33 |
| OTC | 159 |
| over the counter | 159 |

## か

| | |
|---|---|
| 会計業務 | 80 |
| 解雇 | 127 |
| 介護保険 | 16 |
| 外用薬 | 88 |
| ガエデク | 6 |
| 科学的なマネジメントの原則 | 6 |
| かかりつけ薬剤師指導料 | 89 |
| かかりつけ薬局 | 3 |
| 覚せい剤原料 | 152 |
| 覚せい剤取締法 | 146 |
| 苛酷試験 | 143 |
| 過剰在庫 | 141 |
| 加速試験 | 143 |
| カナダの薬局 | 60 |
| 患者のための薬局ビジョン | 50 |
| 漢方専門薬局 | 47 |
| 管理者 | 5 |
| R. M. Gaedeke | 6 |

## き

| | |
|---|---|
| 疑義照会 | 74, 76 |
| 企業の一般的な管理 | 6 |
| 技術的安全管理措置 | 169 |
| 基準調剤 | 87 |
| 協会けんぽ | 16, 20 |
| 共済組合 | 16, 20 |
| 業務体制基準 | 70 |

## く

| | |
|---|---|
| 組合管掌健康保険 | 16, 20 |

## Good Quality Practice ...

| | |
|---|---|
| Good Quality Practice | 155 |
| Good Vigilance Practice | 155 |

## け

| | |
|---|---|
| 経営形態 | 48 |
| 掲示物 | 100, 102 |
| 劇薬 | 146 |
| 健康維持機構 | 31 |
| 健康サポート薬局 | 3 |
| 健康保険 | 16, 20 |
| 健康保険法 | 18 |
| 見読性 | 170 |

## こ

| | |
|---|---|
| 効果 | 123 |
| 高額療養費制度 | 22 |
| 後期高齢者医療広域連合 | 20 |
| 後期高齢者医療制度 | 20 |
| 向精神薬 | 150 |
| 構造設備基準 | 69 |
| 公的医療保険 | 16 |
| 後発医薬品 | 72, 98 |
| 後発医薬品調剤体制加算 | 87 |
| 公費負担医療制度 | 96 |
| 公費負担者番号 | 93, 95 |
| 効率 | 123 |
| 高齢者の医療の確保に関する法律 | 20 |
| 国営医療方式 | 27 |
| 国民医療費 | 25 |
| 国民皆保険制度 | 16 |
| 国民健康保険 | 16 |
| 国民健康保険団体連合会 | 18 |
| 国民健康保険法 | 18 |
| 国民保健サービス | 55 |
| 個人情報 | 165, 166 |
| 個人情報の保護に関する法律 | 165 |
| 個人情報保護法 | 165 |
| 国家公務員共済組合 | 20 |
| コトラー | 63 |
| 雇用管理 | 118 |
| 雇用保険 | 16 |
| コンコーダンス | 2 |
| コンプライアンス | 2 |
| compliance | 2 |
| concordance | 2 |
| P. Kotler | 63 |

## さ

| | |
|---|---|
| 在庫管理 | 131, 133, 138 |
| 在庫不足 | 135 |
| 在宅患者訪問薬剤管理指導料 | 89 |
| 在宅専門薬局 | 46 |
| 財務管理 | 105 |
| The Principles of Scientific Management | 6 |

## し

| | |
|---|---|
| ジェネリック医薬品 | 72 |
| 資源 | 9 |
| 市場方式 | 29 |
| 湿度管理 | 145 |
| 支払基金 | 18 |
| 社会保険診療報酬支払基金 | 18 |
| 社会保険制度 | 16 |
| 社会保険方式 | 28 |
| 社会保障制度 | 16 |
| 受診時選択プラン | 31, 32 |
| 使用期限 | 144 |
| 情報管理 | 165 |
| 職域健康保険法 | 18 |
| 職域保険 | 20 |
| 職務明細書 | 129 |
| 処方せん監査 | 74 |
| 私立学校教職員共済 | 20 |
| 人員配置基準 | 124, 125 |
| 新規採用 | 119 |
| 人事管理 | 115 |
| 人事労務管理 | 115 |
| 真正性 | 170 |
| 人的安全管理措置 | 168 |
| 人の基準 | 69 |
| 人的資源 | 128 |
| 人的資源管理 | 115 |
| 診療報酬 | 25, 82 |
| 診療報酬点数表 | 25, 82 |
| 診療報酬明細書 | 91 |
| GQP 省令 | 155 |
| GVP 省令 | 155 |
| job description | 129 |

## す・せ

| | |
|---|---|
| スイス・チーズモデル | 176 |
| 製造及び試験検査に関する記録 | 156 |
| 生物由来製品 | 153 |
| セルフマネジメント | 10 |

| | |
|---|---|
| セルフメディケーション | 160 |
| セルフメディケーション税制 | 163, 164 |
| 船員保険 | 20 |
| 全国健康保険協会 | 16, 20 |
| 専門薬局 | 40 |
| self-management | 10 |

## そ

| | |
|---|---|
| 増収・経費削減 | 111 |
| 組織 | 116 |
| 組織スラック | 118 |
| 組織的な安全管理措置 | 168 |
| 損益計算書 | 112 |
| 損益分岐点 | 109 |

## た

| | |
|---|---|
| 第 1 類医薬品 | 160, 162 |
| 第 2 類医薬品 | 160, 162 |
| 第 3 類医薬品 | 160, 162 |

## ち

| | |
|---|---|
| 地域保険 | 20 |
| 地域保険者団体 | 56 |
| 地方公務員共済組合 | 20 |
| 中医協 | 82 |
| 中央社会保険医療協議会 | 82 |
| 注射薬 | 88 |
| 中途採用 | 119 |
| 長期保存試験 | 143 |
| 調剤誤り | 76 |
| 調剤医療費 | 97 |
| 調剤過誤 | 175, 180 |
| 調剤技術料 | 25, 84 |
| 調剤基本料 | 84, 87 |
| 調剤業務 | 72 |
| 調剤済麻薬廃棄届 | 150 |
| 調剤専門薬局 | 40, 41, 48 |
| 調剤内規 | 76, 77 |
| 調剤報酬 | 25, 64, 82, 84 |
| 調剤報酬点数表 | 82, 84 |
| 調剤報酬明細書 | 91, 92 |
| 調剤薬鑑査 | 79 |
| 調剤薬局 | 41 |
| 調剤料 | 84, 87 |
| 調剤録 | 81, 82 |
| 重複投薬・相互作用等防止加算 | 89 |

## て

| | |
|---|---|
| 定数発注方式 | 138 |
| テイラー | 6 |
| デッドストック | 134 |

| | |
|---|---|
| 電子ジャーナル・バーコード | 186 |
| 電子処方せん | 171 |
| 電子処方せんの運用ガイドライン | 171 |
| 電子レセプト | 96 |
| 添付文書 | 156 |
| デンプン賦形 | 77 |
| 店舗販売業 | 44, 49 |
| F. W. Taylor | 6 |

## と

| | |
|---|---|
| ドイツの薬局 | 53 |
| 当用買い方式 | 113, 140 |
| 特定生物由来製品 | 153 |
| 特定保険医療材料料 | 84 |
| 特定薬剤（ハイリスク薬）管理指導加算 | 89 |
| 毒薬 | 146 |
| 特約医療組織 | 31, 32 |
| トーテリアン | 6 |
| ドラッグストア | 40, 44, 49 |
| ドロゲリー | 53 |
| 屯服薬 | 88 |
| D. H. Tootelian | 6 |
| drogerie | 53 |

## な

| | |
|---|---|
| 内服薬 | 87 |
| 内服用液剤 | 88 |
| National Health Service | 55 |

## に・ね

| | |
|---|---|
| 乳幼児服薬指導加算 | 89 |
| ネルソン | 10 |
| 年金保険 | 16 |
| B. Nelson | 10 |

## は

| | |
|---|---|
| 配置販売業 | 44, 45 |
| ハインリッヒ | 179 |
| ハインリッヒの法則 | 179 |
| 発注点方式 | 113, 140 |
| バーナード | 13 |
| パラファルマシー | 54 |
| パラファルマチア | 52 |
| 販売記録 | 162 |
| C. I. Barnard | 13 |
| H. W. Heinrich | 179 |
| parafarmacia | 52 |
| parapharmacie | 54 |

## ひ

| | |
|---|---|
| 表示 | 156 |
| BEP | 109 |
| human resources management | 115 |
| PCT | 56 |
| P/L | 112 |
| POS | 31 |
| PPO | 31 |

## ふ

| | |
|---|---|
| ファヨール | 6 |
| 封 | 156, 157 |
| 賦形 | 76 |
| 物理的安全管理措置 | 169 |
| 不動在庫 | 134 |
| フランスの薬局 | 54 |
| フリーアクセス | 16 |
| フリードリヒ2世 | 51 |
| 文書管理業務 | 99 |
| break-even point | 109 |
| Fee For Service | 31 |
| financial management | 105 |
| formalization | 116 |
| J. H. Fayol | 6 |
| PHARM-2E 分析法 | 183, 184 |
| Preferred Provider Organization | 31, 32 |
| Primary Care Trust | 56 |
| Profit & Loss Statement | 112 |

## へ

| | |
|---|---|
| 米国の薬局 | 57 |
| 併設型薬局 | 40, 46 |
| Health Insurance Exchange | 34 |
| Health Maintenance Organization | 31 |
| Patient Protection and Affordable Care Act | 33 |

## ほ

| | |
|---|---|
| 報酬管理 | 125 |

## （中央列）

| | |
|---|---|
| 法的規制 | 131 |
| 法別番号 | 93, 94 |
| 保険医 | 24 |
| 保険医療機関 | 24 |
| 保健医療 2035 提言書 | 2 |
| 保険者番号 | 93 |
| 保険診療 | 24, 83 |
| 保険調剤 | 24, 25 |
| 保険調剤業務 | 82 |
| 保険薬剤師 | 24, 70 |
| 保険薬剤師登録票 | 70 |
| 保険薬局 | 41, 71 |
| 保険薬局及び保険薬剤師療養担当規則 | 81 |
| 保存性 | 170 |
| Point of Service | 31, 32 |

## ま

| | |
|---|---|
| マーケティング | 63 |
| マネジドケア | 31, 32 |
| マネジメント | 5 |
| マネジメントスキル | 10 |
| マネジメントのプロセス | 8 |
| マネジャー | 5 |
| 麻薬 | 147 |
| 麻薬及び向精神薬取締法 | 146 |
| 麻薬管理指導加算 | 88 |
| 麻薬事故届 | 149 |
| 麻薬廃棄届 | 149 |
| マンツーマン薬局 | 41, 42 |

## む・め

| | |
|---|---|
| 無保険者 | 33 |
| メディケア | 30 |
| メディケイド | 31 |
| 面分業薬局 | 41, 42 |

## も

| | |
|---|---|
| モチベーション | 123 |
| 門前薬局 | 41, 42 |

## や

| | |
|---|---|
| 薬学管理料 | 84, 88 |

## （右列）

| | |
|---|---|
| 薬剤服用歴管理指導料 | 88 |
| 薬剤服用歴管理簿 | 81 |
| 薬剤料 | 84, 90 |
| 薬担規則 | 81 |
| 薬店 | 40, 44 |
| 薬品営業並薬品取扱規則 | 39 |
| 薬律 | 39 |
| 薬歴簿 | 81 |
| 薬価基準 | 25 |
| 薬局 | 40 |
| 薬局開設 | 63, 69 |
| 薬局開設許可申請書 | 68 |
| 薬局業務 | 71 |
| 薬局形態 | 39, 41 |
| 薬局製剤 | 155, 156, 158, 159 |
| 薬局製造販売医薬品 | 155 |
| 薬局の求められる機能とあるべき姿 | 1 |

## ゆ

| | |
|---|---|
| 有効期間 | 144 |
| 有効期限 | 144 |

## よ

| | |
|---|---|
| 要指導医薬品 | 159, 160, 162 |
| 余裕資源 | 118 |
| 4M4E 分析 | 182 |

## り

| | |
|---|---|
| リーズン | 176 |
| リーダーシップ | 7 |
| J. T. Reason | 176 |

## れ

| | |
|---|---|
| レセプト | 91, 107 |
| レセプト電算処理システム | 96 |

## ろ

| | |
|---|---|
| 労災保険 | 16 |
| 労務管理 | 115 |
| Royal Pharmaceutical Society of Great Britain | 56 |

執筆者プロフィール

## 石井　敏浩（いしい　としひろ）
東邦大学薬学部実践医療薬学研究室教授

1985 年　東邦大学薬学部卒業
　同 年　東京大学医学部附属病院薬剤部
　　　　　研修生
1986 年　千葉大学医学部附属病院薬剤部
1987 年　帝京大学医学部附属病院薬剤部
1991 年　東邦大学医療センター佐倉病院
　　　　　薬剤部
2002 年　明治薬科大学より薬学博士授与
2009 年　東邦大学医療センター佐倉病院
　　　　　副薬剤部長
2011 年　東邦大学薬学部臨床薬学研修
　　　　　センター教授
2015 年 4 月より現職

専門：医薬品による有害事象，医療倫理
趣味：ドライブ，旅行
　　　　千葉県出身


## 藤枝　正輝（ふじえだ　まさき）
東邦大学薬学部実践医療薬学研究室准教授

1996 年　東邦大学薬学部卒業
1998 年　東邦大学大学院薬学研究科博士前期
　　　　　課程修了（修士（薬学））
2001 年　東邦大学大学院薬学研究科博士後期
　　　　　課程修了（博士（薬学））
　同 年　医薬品副作用被害救済・研究振興調
　　　　　査機構　派遣研究員（北海道大学大
　　　　　学院薬学研究科代謝分析学分野）
2002 年　北海道大学大学院薬学研究科代謝分
　　　　　析学分野　助手
2005 年　日本私立学校振興・共済事業団
　　　　　東京臨海病院　薬剤科
　同 年　株式会社アインファーマシーズ
2014 年　株式会社アインファーマシーズ
　　　　　関東第二支店運営課　課長
　同 年　東京大学大学院薬学系研究科育薬学
　　　　　講座　共同研究員（兼務）
2016 年 4 月より現職

専門：臨床薬理学，薬局管理学，医療経済学
趣味：旅行，スポーツ観戦
　　　　茨城県出身


## 渡辺　朋子（わたなべ　ともこ）
元 東邦大学薬学部医療薬学教育センター
准教授

1976 年　東邦大学薬学部卒業
　同 年　帝京大学医学部第 1 内科研究室助手
1982 年　東京女子医科大学成人医学センター
　　　　　応需薬局（メディカルファーマシー）
　　　　　勤務　管理薬剤師
1992 年　アインメデカルシステムズ（三井物
　　　　　産，第一臨床合弁会社）　業務部次長
1997 年　カナダアルバータ州立大学薬学部
　　　　　（留学）
2000 年　㈱メイリサーチインスティチュート
　　　　　勤務
2006 年　横浜薬科大学非常勤講師（兼務）
2008 年　東邦大学薬学部医療薬学教育センター
　　　　　准教授
2017 年　東邦大学　博士号授与　薬学博士
2018 年　東邦大学看護学部在宅看護学方法論
　　　　　特別講師
　　　　　メイリサーチインスティチュート
　　　　　主任研究員

専門：一般用医薬品販売形態，後発医薬品
趣味：スキューバーダイビング，スキー
　　　　東京都出身

薬局管理学　—薬局運営次世代型マネジメント—

定価（本体　5,200円＋税）

2017年9月1日　初版発行©
2021年8月18日　2刷発行

著　者　石　井　敏　浩
　　　　藤　枝　正　輝
　　　　渡　辺　朋　子

発　行　者　廣　川　重　男

印　刷・製　本　㈱アイワード
表紙デザイン　㈲羽鳥事務所

発　行　所　京都廣川書店
　　　東京事務所　東京都千代田区神田小川町 2-6-12 東観小川町ビル
　　　　　　　　　TEL 03-5283-2045　FAX 03-5283-2046
　　　京都事務所　京都市山科区御陵中内町　京都薬科大学内
　　　　　　　　　TEL 075-595-0045　FAX 075-595-0046

URL https://www.kyoto-hirokawa.co.jp/